临床实验室形态学图谱

主　编　李洪文　曹青凤　曾强武
主　审　张时民　丁海涛
副主编　许绍强　曹　贤　刘　耀
编　委　（按姓氏笔画排序）

丁海涛　内蒙古自治区人民医院
王海洋　徐州医科大学附属医院
孔　虹　中国医科大学附属盛京医院
刘　耀　鄂尔多斯市中心医院
闫立志　内蒙古包钢医院
许绍强　广东三九脑科医院
李洪文　鄂尔多斯市中心医院
杨迎萍　鄂尔多斯市中心医院
张　娜　鄂尔多斯市中心医院
张时民　中国医学科学院北京协和医学院北京协和医院
周　霞　鄂尔多斯市中心医院
郑立恒　河北省胸科医院
袁长巍　北京美中宜和北三环妇儿医院
贾　茹　梅河口市中心医院
高金亮　鄂尔多斯市中心医院
曹　贤　鄂尔多斯市中心医院
曹　喻　遵义医科大学附属医院
曹青凤　鄂尔多斯市中心医院
曹美娜　鄂尔多斯市中心医院
曾强武　贵州中医药大学第一附属医院
谭　臻　贵州省凯里市疾病预防控制中心

科 学 出 版 社
北　京

内 容 简 介

　　本书共分五篇，第一篇尿液形态学，主要介绍了尿液细胞、结晶、管型，特别对比较疑难的尿液红细胞形态（尿红细胞位相）、尿液脱落细胞，结合国内外相关文献、书籍和自己的体会做了重点阐述，并附丰富的临床案例和图片。第二篇浆膜腔积液脱落细胞学主要描述了浆膜腔积液中腺癌细胞、小细胞癌细胞、恶性间皮瘤细胞、淋巴瘤细胞、鳞癌细胞（胸腹水少见）的形态学特点，并附高清图片，有的病例辅以巴氏染色，与检验科常规瑞氏染色相互对照，对于细胞异型性的判读能发挥各自的优势，更有助于全面观察细胞核染色质、胞浆、胞浆颗粒的特征。第三篇脑脊液细胞学，第四篇痰脱落细胞，第五篇其他有形成分分别对脑脊液、痰液、粪便、精液、穿刺液等临床常见标本中的有形成分做了图文介绍。

图书在版编目（CIP）数据

　　临床实验室形态学图谱/李洪文，曹青凤，曾强武主编 .—北京：科学出版社，2021.1

　　ISBN 978-7-03-060466-8

　　Ⅰ.①临… Ⅱ.①李…②曹…③曾… Ⅲ.①人体形态学 - 图谱Ⅳ.① R32-64

　　中国版本图书馆 CIP 数据核字（2020）第 188692 号

责任编辑：李　植/责任校对：贾娜娜
责任印制：吴兆东/封面设计：陈　敬

科 学 出 版 社 出版

北京东黄城根北街 16 号
邮政编码：100717
http：//www.sciencep.com

北京中科印刷有限公司印刷
科学出版社发行　各地新华书店经销

*

2021 年 1 月第 一 版　开本：787×1092　1/16
2025 年 2 月第三次印刷　印张：13　1/2
字数：304 000

定价：158.00 元
（如有印装质量问题，我社负责调换）

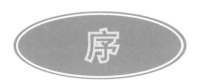

序

    体液形态学实验室检查是传统的医学检验方法，它的临床意义和价值很大。随着仪器设备的快速更新和发展，特别是人工智能的出现，人工镜检的优势正在受到挑战，在这种情况下，仍然能够热衷于显微镜下形态，并不断摸索、创新，敢于、勇于挑战体液形态学领域的难点，值得赞誉和提倡。李洪文等同志专注于体液形态学镜下检验，收集了 1000 多幅精美体液有形成分镜下图片，并汇编成册。我第一次读此书，为检验学科精彩的微观世界所深深吸引，这些图片有的奇特、优美，如尿液生理性结晶；有的千姿百态却可以帮助临床明确诊断，如各类肿瘤细胞；有的却在细微处暗藏差异，如尿液红细胞形态在血尿来源中的鉴别价值。相比于胸腹水、脑脊液、尿液常规检验，形态学可以提供更多的信息，无疑是其重要的补充，也一定会受到临床大夫的欢迎。

    该书图片多是实践工作中的真实案例，不乏疑难、易漏诊、误诊的病例，相信大家会从中受益。

    检验科除了血细胞形态检验外，尿液红细胞位相、浆膜腔积液脱落细胞、精液脱落细胞、脑脊液细胞学等形态学检验也在许多检验科开展，并受到临床大夫的信赖和好评，相信在检验形态人不懈努力下，形态学检验必然会焕发出勃勃生机。

    图片和病例背后折射出的是作者的专业功底和孜孜以求的敬业精神，坚持传统的医学检验方法和专注于对专业的探索必将突破体液形态学领域的难点。

张凤翔

2020 年 3 月 7 日

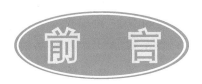
前 言

    临床实验室形态学检验是检验科的传统项目，即使医学检验技术日新月异、自动化不断发展，其仍然是检验科不可或缺的重要项目。

    十一联的尿常规在临床上可提供很多信息，不仅有反映肾脏病变的尿蛋白、尿潜血，也有反映机体代谢的尿糖、尿酮体、尿胆原、尿胆红素、尿 pH，仅尿液颜色这一项就蕴含了很多的信息，如为红色，可能是泌尿系统疾病（如泌尿系结石、肿瘤、肾炎）、血液系统疾病（如特发性血小板减少性紫癜）、出凝血疾病（如鼠药中毒）；如为暗红色，可能是溶血性贫血、阵发性睡眠性血红蛋白尿症等引起的血红蛋白尿；如为粉红色或暗红色，可能是大面积心肌梗死、大面积烧伤引起的血红蛋白尿；如为红葡萄酒颜色，则可能是先天性卟啉代谢异常；深黄色常见于胆汁淤积性黄疸及肝细胞性黄疸；黑褐色可见于酪氨酸病、酚中毒、黑尿酸症或黑色素瘤等；紫色主要见于紫色尿袋综合征；等等。

    而尿液有形成分的正确识别与规范报告无疑会给临床提供更多重要信息，如尿红细胞形态对血尿来源的鉴别价值，病理管型对肾脏实质性损伤的诊断意义，病理性结晶对疾病的提示性诊断，尿脱落细胞检查对泌尿系肿瘤鉴别的重要价值。

    浆膜腔积液脱落细胞学本来就是检验科含金量颇高的传统检测项目，受大环境的影响，专门从事这方面工作的检验人员青黄不接，然而不可否认脱落细胞学检测的重要临床价值，全国著名检验形态学专家王永才教授、卢兴国教授、张时民教授、吴茅教授、周道银教授等都是这方面的践行者，为我们检验人员树立了榜样。

    鉴于形态学在疾病诊断中独特重要的意义，笔者把工作实践中采集到的体液形态学图片汇编成册，以期对同道们有所帮助与启迪，更好地服务于临床。本书分为尿液形态学、浆膜腔积液脱落细胞学、脑脊液细胞学、痰脱落细胞学、其他有形成分五篇。在尿液形态学部分特别对尿液红细胞位相做了详细阐述，并列举丰富的临床病例，进行细致分析，相信会对大家有所启迪，对尿液肿瘤细胞形态特点及诊断标准和诊断语言做了详细叙述，另外书中还收集了许多高清的结晶、管型、细胞图片，包括相差镜下的高清照片，对尿液常见有形成分做了细致展现。浆膜腔脱落细胞学部分着重介绍了腺癌、小细胞癌、间皮瘤、鳞癌细胞的形态学特点，有的病例不仅有检验科传统的瑞氏 - 吉姆萨染色图片，还有病理科常用的巴氏染色图片，两种染色特点鲜明，可以互为补充，特别是对于疑难病例，往往能打开思路。脑脊液脱落细胞学、痰脱落细胞学、其他有形成分部分分别对脑脊液、痰液、精液、穿刺液、粪便等临床标本中的有形成分做了针对性介绍。

笔者水平有限，不足之处难免，诚盼前辈、同道、读者不吝指正。

本书付梓之际，由衷感谢鄂尔多斯市中心医院张凤翔院长的关心和帮助，并感谢张院长为本书作序。在少见疾病的编写中得到新疆医科大学附属肿瘤医院细胞室马博文前辈的热情帮助，本书由中国医学科学院北京协和医学院北京协和医院张时民教授和内蒙古自治区人民医院丁海涛教授主审，并提出许多宝贵意见，在此一并致谢。

李洪文

2020 年 3 月 19 日

目 录

第三篇 脑脊液细胞学

第四篇 痰脱落细胞学

第五篇 其他有形成分

第一篇　尿液形态学

尿液检验早在山顶洞人的绘图和埃及的象形文字中就有记载，如《艾德温·史密斯纸草文稿》中的记载。虽然那时的医生没有先进精密的仪器，但通过感观可以获得尿液的颜色、浊度、气味、尿量等重要信息。如通过观察患者尿液样本吸引蚂蚁这一现象，可推断尿液是甜味的（图1-1、图1-2）。

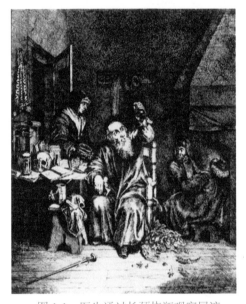

图1-1　医生通过长颈烧瓶观察尿液

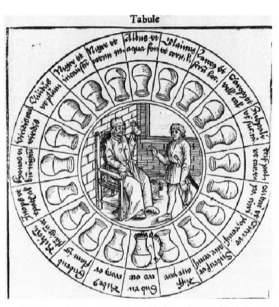

图1-2　公元前1140年，彩色图表已经描述了20种不同颜色尿液的意义

1　泌尿系统结构简介

泌尿系统（urinary system）由肾（kidney）、输尿管、膀胱和尿道组成。肾生成尿液，输尿管输送尿液至膀胱，膀胱为储存尿液的器官，尿液经尿道排出体外（图1-3～图1-5）。

肾是实质性器官，左、右各一，位于腹后壁，形似蚕豆。肾的冠状切面观：肾实质可分为位于表层的肾皮质（renal cortex）和深层的肾髓质（renal medulla），肾皮质由肾小体（renal corpuscle）与肾小管（renal tubule）组成。肾髓质约占肾实质厚度的2/3，可见15~20个肾锥体。2~3个肾锥体尖端合并成肾乳头，突入肾小盏。伸入肾锥体之间的肾皮质称肾柱（renal column）。2~3个肾小盏合成一个肾大盏。再由2~3个肾大盏汇合形成一个肾盂。肾盂离开肾门后向下弯行，约在第2腰椎上缘水平逐渐变细与输尿管相移行。输尿管是长28~30cm的狭细管道，出肾盂后下降，左右分别开口于膀胱底部。膀胱（urinary bladder）是储存尿液的肌性囊状器官，其形状、大小、位置和壁的厚度随尿液充盈程度而异，通常正常成年人的膀胱容量为350~500ml。膀胱黏膜大多由尿路上皮细胞构成，膀胱三角区由单层柱状上皮细胞构成且分泌黏液。尿道起自尿道内口，男性尿道为长16~18cm的管道，从舟状窝至尿道外口，由复层扁平上皮细胞构成。肾盂、膀胱、尿道的一部分被尿路上皮细胞所覆盖。

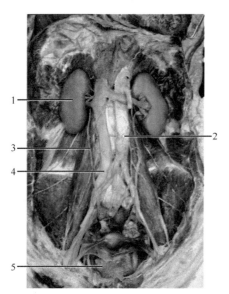

图 1-3　泌尿系统

1. 肾；2. 腹主动脉；3. 输尿管；4. 下腔静脉；

5. 膀胱

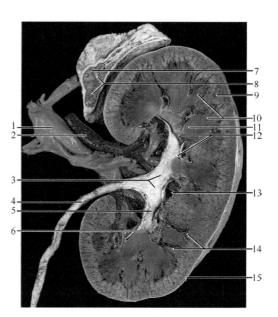

图 1-4　肾

1. 肾静脉；2. 肾动脉；3. 肾盂；4. 输尿管腹部；5. 大肾盏；6. 肾乳头筛状区；7. 肾上腺皮质；8. 肾上腺髓质；9. 肾皮质；10. 肾髓质；11. 肾乳头；12. 肾小盏；13. 肾窦；14. 肾柱；15. 肾纤维囊

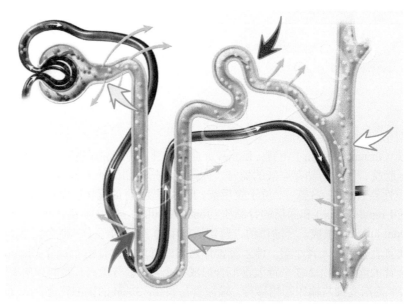

图 1-5　肾小球、肾小管、集合管、出球小动脉、入球小动脉

近曲小管（黄色箭头）、髓袢降支（蓝色箭头）、髓袢升支（绿色箭头）、远曲小管（红色箭头）、集合管（白色箭头）

2 尿液颜色

尿液颜色与尿液中色素、尿胆素、尿胆原及尿卟啉等物质相关，这些成分都是体内物质代谢的产物，一般情况下在尿液中会保持一定的浓度，尿液颜色也较为固定，尿液颜色的改变往往是个体就医的最初或唯一原因，尿液颜色的深浅常常反映尿液浓缩和机体水合状态，有时可以通过观察尿液颜色对某些疾病做出初步的判断（表 1-1、图 1-6）。

表 1-1　尿液颜色与临床意义

尿液颜色	图示	临床意义
淡黄色		正常尿液颜色
无色		多见于大量饮水、天然利尿剂如咖啡和乙醇的摄入、利尿剂的应用、尿崩症、糖尿病患者的尿液
深黄色		浓缩尿、受药物影响，泡沫无色，多见于发热、脱水
浓茶色		多为胆红素尿（bilirubinuria），尿中出现胆红素时，尿液呈深黄色或棕黄色，振荡后形成黄色泡沫。多见于梗阻性黄疸及肝细胞性黄疸，其尿液胆红素定性为阳性到强阳性
淡红或红色		血尿，多见于肾或泌尿系统结石、肿瘤、外伤、肾小球疾病、膀胱炎、肾结核、尿路感染引起红细胞的血尿；使用药物如利福平或非那吡啶、化疗药物等；此外，食用黑莓或服用大黄也可能会导致尿液变为红色；在某些类型的卟啉症中，尿液可呈红色或鲜红的葡萄酒色；在碱性尿液中，用于肾功能检查的染料酚磺酞可引起红色；另外，一些遗传代谢敏感性的个体，食用甜菜后会排出红色尿液，这种颜色是由花青素引起的
乳白色		乳糜尿，常见于丝虫病；腹腔或淋巴管结核、肿瘤压迫胸导管和腹腔淋巴管导致淋巴管破裂、淋巴液溢入尿液中也可引起
灰白色		脓尿（pyuria），尿液中含有大量脓细胞或炎性渗出物，可呈白色混浊，加酸或加热混浊不会消失，静置后会出现絮状沉淀。多见于肾盂肾炎、膀胱炎、尿道炎等泌尿系统的感染性疾病
		菌尿（bacteriuria），新鲜尿中含有大量细菌并呈现云雾状混浊，加酸或加热混浊不会消失，静置后不出现沉淀。常见于肾盂肾炎、膀胱炎、尿道炎等泌尿系统的感染性疾病
		尿中含有较多的盐类结晶可使尿液呈现灰白色或白色混浊，其主要成分有磷酸盐和碳酸盐结晶，尿液多呈碱性，与过多食用植物性食物有关。加热后混浊增加，再加酸，如混浊消失并产生气泡为碳酸盐，如混浊消失且无气泡产生多为磷酸盐结晶

尿液颜色	图示	临床意义
暗红色或酱油色		血红蛋白尿（hemoglobinuria），多为血管内溶血，由大量红细胞被破坏导致。见于阵发性睡眠性血红蛋白尿症、蚕豆病等溶血性疾病；血型不符导致的输血反应
		肌红蛋白尿（myoglobinuria），肌细胞因各种原因发生坏死或破裂，导致尿中排出肌红蛋白。见于挤压综合征、缺血性肌坏死、先天性肌细胞磷酸化酶缺陷症等，正常人剧烈运动后可偶见肌红蛋白尿
黑色		这种颜色不多见，可见于因先天性缺乏尿黑酸氧化酶所致的黑酸尿症，黑酸尿症是一种罕见的常染色体隐性遗传性疾病 此外恶性疟疾，愈创木酚、奎宁等药物亦可使尿液呈黑色
蓝色		较少见。在亚硝酸盐、苯胺、氰化物中毒应用亚甲蓝治疗时，可出现蓝色尿。尿中胆红素被氧化亦可使尿呈蓝色。服用阿米替林等药物时，尿液也可变成蓝色
绿色		亚甲蓝，一些药物如异丙酚、西咪替丁、异丙嗪、甲氧氯普胺、阿米替林和吲哚美辛也会导致尿液变为绿色。尿液中的色素与亚甲蓝结合时，形成无害的化合物，呈现绿色，尿液中绿色的强度与亚甲蓝剂量有关
紫色		紫色尿袋综合征（purple urine bag syndrome，PUBS），是一种罕见的与碱性尿和一些尿路感染相关的综合征，在长期导尿患者中易见。导尿管引流系统的颜色从红色或蓝色变为紫罗兰色或紫色，有时还会有不同颜色的管子和袋子。病因仍存在争议，但在文献研究中，大多数作者认为，蓝色的靛蓝和红色的靛玉红在颜色改变中起主要作用 来自肠道细菌代谢的色氨酸，经过一系列解毒转化后生成吲哚，被吸收到门静脉循环中转化为肝脏中的吲哚硫酸盐并在尿液中过分泌，被某些细菌如铜绿假单胞菌、奇异变形杆菌、摩氏摩根菌、大肠杆菌等产生的硫酸酯酶消化成吲哚酚，在碱性尿液中吲哚酚转化为靛蓝和靛玉红，从而显示紫色

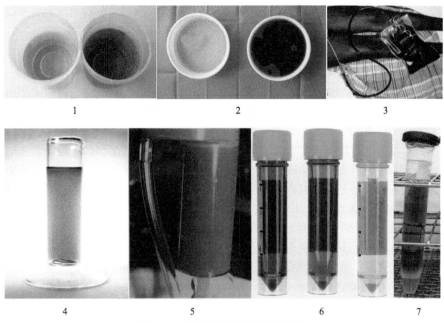

图 1-6　文献里少见病例尿液颜色

1. 螯合剂治疗前正常尿标本（左）和去铁胺治疗后红－橙色尿液（右），说明铁螯合物形成。2. 69 岁女性黄褐斑患者尿液，棕色尿液，新鲜尿液颜色（左），暴露在空气中 1~2h 后颜色（右）。3. 紫色尿袋综合征，是一种罕见且有趣的疾病，为一种良性疾病，患者通常无症状。常见的诱发因素有高龄、女性、便秘、碱性尿和塑料导尿管的使用，抗生素、更换尿袋和导管可以解决多数病例中的问题。4. 异丙酚导致的绿色尿液。5. 当 pH 降低和尿液浓度增加时尿酸结晶沉淀引起的粉红色尿液。6. 85 岁男性患者，经直肠腔内注射亚甲蓝检查肠道吻合口的完整性，尿液显绿色。7. 甲酚皂溶液足浴后尿液颜色呈黑色，引起黑色尿液的可能原因：①药物；②内源性物质如尿胆原；③病理情况下，如溶血；④黑尿症；⑤甲酚皂消毒剂中毒。

3　尿液浊度

尿液浊度是由悬浮微粒物质引起的尿液混浊程度，引起尿液混浊的原因可以是病理性的，也可以是非病理性的。溶解在尿液中的溶质沉淀，最常见的结晶是无定形尿酸盐和磷酸盐，可导致正常尿液标本出现混浊。无定形磷酸盐和碳酸盐产生白色或米色沉淀，仅存在于碱性尿液中，在酸性尿中，有粉红色沉淀，常由无定形尿酸盐沉积所致。除常见的结晶外，细胞、细菌等其他成分也会引起尿液浊度的改变。

4　尿液泡沫

尿液的泡沫可能是发现肾脏疾病的重要线索，如充分振摇或搅拌正常尿液标本，可使其表面形成白色泡沫，但容易消散。当尿液中含有中等量至大量蛋白质（白蛋白）时，倾倒或搅拌，则产生稳定的白色泡沫，形成的泡沫厚而持久，不易破裂，振荡后容易产生较大体积的泡沫。当胆红素含量足够时，泡沫将呈特征性的黄色，而大多数使尿液颜色变深或改变的物质并不改变尿液泡沫的颜色。

5　尿液气味

尿液气味虽然不是常规报道的，但尿液气味可能是一个重要的参考。标本中含酮类呈甘甜或果香味；被细菌污染的标本可能有氨的刺激性气味；婴儿尿液中的霉味或鼠味可能提示苯丙酮尿症；在异戊酸血症或丁酸、己酸过量的个体中发现有汗臭味；高甲硫氨酸血症患者尿液中可闻及腐败的鱼腥味；任何强烈的异常气味长期存在可能与遗传性疾病有关。

6　尿液干化学检测的临床意义

1. 酸碱度　可以反映肾脏调节机体内环境体液酸碱平衡的能力，人体通过尿液排出大量的酸性或碱性物质来维持体内的酸碱平衡。干化学试带的测试模块中含有甲基红（pH 4.6~6.2）和溴麝香草酚蓝（pH 6.0~7.6），两种酸碱指示剂适量配合可测试尿液酸碱度，能反映尿液 pH 5.0~9.0 的变异范围，基本可以满足临床需求。尿液酸碱度检测主要用于了解机体酸碱平衡和电解质平衡情况，是诊断呼吸性或代谢性酸/碱中毒的重要指标。另外，可通过尿液 pH 的变化来调节结石病患者的饮食状态，或帮助机体解毒、促进药物排泄，这种调节发生在肾单位的远端部分，同时向滤液中分泌氢离子和氨离子，以及重吸收碳酸氢盐。酸性尿液与高蛋白饮食、饥饿、严重腹泻、慢性肺部疾病和具有产酸细菌（大肠杆菌）的尿道感染相关。碱性尿与素食或低碳水化合物饮食、呕吐、过度换气、具有产生脲酶细菌的尿道感染和某些药物相关，进餐后可引起尿液 pH 一过性增高，称为碱潮。在正常饮食条件下，晨尿多偏弱酸性，pH 5.5~6.5。

2. 比重　模块中主要含有多聚电解质、酸碱指示剂及缓冲物，这是采用酸指示剂法，根据多聚电解质的 pKa 改变与尿液离子浓度相关的原理制备的。试剂条中的多聚电解质含有随尿标本中离子浓度解离的酸性基团，离子越多，酸性基团解离子越多，而使模块中的 pH 改变，这种改变可由模块中的酸碱指示剂的颜色变化显示出来，进而换算成尿液的比重。肾脏的功能之一是帮助维持体内的酸碱平衡。为了维持血液中恒定的 pH（约 7.4），肾脏必须改变尿液的 pH，以补偿饮食和代谢产物。尿比重可粗略反映肾脏的浓缩与稀释功能。尿少比重增高见于急性肾炎、肝脏疾病、心力衰竭、周围循环衰竭、高热、脱水或大量排汗等。尿多比重增高常见于糖尿病、使用放射性造影剂等。低比重是由肾衰竭、尿崩症、肾小管坏死和摄入过多的液体引起。晨尿或通常饮食条件下，尿比重范围是 1.015~1.025。

3. 尿蛋白　利用指示剂的蛋白质误差原理，蛋白质与指示剂的离子（溴甲酚蓝、四溴酚蓝二酯）相结合生成复合物，引起指示剂的进一步电离，超过了尿液的缓冲能力，指示剂则发生颜色变化。颜色的深浅与蛋白质含量成正比。

（1）生理性蛋白尿：因机体内、外环境因素的变化所产生。

（2）病理性蛋白尿

1）肾小球性蛋白尿：是最常见的蛋白尿，多因肾小球受到细菌、微生物、免疫等因素的损害，引起肾小球毛细血管壁破裂，使滤过膜孔径增大，电荷屏障受损，导致蛋白质溢出。

2）肾小管性蛋白尿：是指肾小管受到感染、中毒损伤或继发于肾小球疾病时，重吸收能力降低或被抑制而出现的以分子量较小的蛋白质为主的蛋白尿。

3）混合性蛋白尿：病变同时或相继累及肾小球和肾小管而产生的蛋白尿。

4）溢出性蛋白尿：肾小球滤过功能和肾小管重吸收功能均正常，因血浆中分子量较小或阳性电荷蛋白质异常增多，经肾小球滤过，超过肾小管重吸收能力所形成的蛋白尿。

5）组织性蛋白尿：指来源于肾小管代谢产生的、组织破坏分解的、炎症或药物刺激泌尿系统分泌的蛋白质进入尿液而形成的蛋白尿。

（3）干扰因素的控制与分析

1）pH：尿液偏碱时（pH>9.0），干化学试带法可呈假阳性；尿液偏酸（pH<3.0）则会引起假阴性。

2）药物：当患者应用大剂量青霉素钾盐、庆大霉素、磺胺、含碘造影剂时，可使干化学试带法呈假阴性。

3）反应时间和标本量：试带法需要足够的反应时间和标本量，因此检测时要求试带充分浸湿，但不宜长时间浸泡。时间过短，标本不足，反应不完全，会使结果偏低；时间太长，使试带上包埋的药物洗脱至尿中，也会导致结果偏低。

尿中蛋白质含量增加是肾脏疾病的重要指标，它可能是肾脏严重问题的第一个征兆，出现在其他临床症状之前。正常肾脏仅有少量低分子蛋白质在肾小球滤过。滤过后，大部分蛋白质在肾小管中被重吸收，24h 排出量少于 150mg。在儿童，正常排泄少于 100mg/24h。正常排泄的蛋白质包括一种称为 T-H 蛋白的黏蛋白，它由肾小管分泌，不存在于血浆中。这种蛋白质形成了大多数管型的基质。肾小球性蛋白尿分为选择性蛋白尿和非选择性蛋白尿，当肾小球损伤较轻时，出现选择性蛋白尿，主要成分是分子量 4 万～ 9 万的蛋白质，如分子量为 69 000 的清蛋白及转铁蛋白、抗凝血酶等。非选择性蛋白尿，以大分子量和中分子量蛋白质同时存在为主，如 IgM、IgG、补体 C3 的出现。出现非选择性蛋白尿提示预后较差。

4. 尿糖　基于特异的葡萄糖氧化酶 / 过氧化物酶（GOD/POD）方法，其测定原理为，干化学试带模块中含有葡萄糖氧化酶、过氧化物酶和色源等物质，模块内的葡萄糖氧化酶与尿中葡萄糖反应，产生葡萄糖醛酸和过氧化氢，后者在过氧化物酶的催化下氧化色源产生颜色变化。尿中存在葡萄糖称为糖尿。尿糖检测主要用于内分泌性疾病如糖尿病及其他相关疾病的诊断、治疗监测、疗效观察等，尿糖检测时应同时检测血糖，以提高诊断的准确性。血糖正常性糖尿又称肾性糖尿，因肾小管重吸收葡萄糖的能力及肾糖阈降低导致，可将其分为以下几种。

（1）暂时性糖尿

1）进食大量碳水化合物：如进食含糖食品、饮料或静脉注射大量高渗葡萄糖溶液后，血糖可短暂一过性增高，超过肾糖阈而导致糖尿。

2）应激性糖尿：情绪激动、脑血管意外、颅脑外伤、急性心肌梗死时，血糖调节中枢受刺激或肾上腺素、胰高血糖素分泌过多，呈暂时性高血糖和一过性糖尿。

（2）其他糖尿：原尿中乳糖、半乳糖、果糖、戊糖、蔗糖的重吸收率虽低于葡萄糖，尿液中总含量并不高，但当进食过多或受遗传因素影响时，糖代谢紊乱，使糖的血液浓度增高而出现相应的糖尿。强氧化剂可致假阳性。

5. 尿酮体　当机体发生糖代谢障碍时，血中酮体增加并随尿液排出，称酮体尿。其测定原理为，干化学试带模块中含有亚硝基铁氰化钠，在碱性条件下可与尿液中的丙酮、乙酰乙酸发生反应，产生颜色变化。尿酮体检查常被用于糖代谢障碍和脂肪不完全氧化性疾病的辅助诊断。方法快速简便，特异性强，灵敏度高，具有半定量作用。对乙酰乙酸检测更为敏感。

（1）假阳性：尿液中含大量肌酐、肌酸，高色素尿，尿液中含酞、苯丙酮、左旋多巴代谢物等。

（2）假阴性：最主要原因是标本采集和保存不当，因为亚硝基铁氰化钠对湿度、温度或光线很灵敏，易失活。

6. 胆红素　是血红蛋白分解代谢的中间产物，经肝随胆汁排泄入肠，转变为尿（粪）胆原。肝脏通常分解大部分胆红素，健康个体尿胆红素通常显示"阴性"结果，在尿中可以发现非常少量的胆红素（0.02mg/dl），以常规测试技术无法检测。胆红素增高见于肝细胞性黄疸、阻塞性黄疸、先天性高胆红素血症。检测原理：结合胆红素在强酸性介质中，与 2，4- 二氯苯胺重氮盐起偶联反应呈紫红色，颜色深浅与胆红素含量成正比，主要用于黄疸的诊断和鉴别诊断。方法局限性：试带应避光干燥保存，以免发生氧化反应致假阳性，酸性环境下可以变红的药物如非那吡啶或大量氯丙嗪代谢物可致假阳性；抗坏血酸、高浓度的亚硝酸盐可致假阴性。胆汁淤滞性黄疸、肝细胞性黄疸尿胆红素阳性，溶血性黄疸尿胆红素阴性。

7. 尿胆原　试带有两种，一种是以 Ehrlich 醛反应为基础的快速检验试带；另一种是利用尿胆原与重氮化合物的偶联反应，根据产生红色的深浅判断尿胆原含量，既可以定性，也可以定量。胆红素、尿胆原等检查有助于黄疸的诊断与鉴别诊断。

8. 亚硝酸盐　模块中主要含有对氨基苯砷酸和1，2，3，4-四羟基对苯喹啉-3酚。大多数尿路感染由大肠杆菌引起，正常人尿液中含有来自食物或蛋白质代谢产生的硝酸盐，尿液中大肠杆菌感染增殖时，将硝酸盐还原为亚硝酸盐，可将模块中对氨基苯砷酸重氮化而成重氮盐，后者与1，2，3，4-四羟基对苯喹啉-3酚偶联使模块产生红色。目前，尿亚硝酸盐作为尿化学检测组合项目之一，主要用于尿路感染的快速筛查，与大肠杆菌感染的符合相关性提高（即阳性结果）常表示有细菌的存在，但阳性程度不与细菌数量成正比，亚硝酸盐单一试验影响因素较多，结果阴性不能排除菌尿的可能，结果阳性也不能完全肯定存在泌尿系统感染，因此解释结果时可与白细胞酯酶、尿沉渣镜检结果综合分析。

9. 潜血　红细胞主要通过尿液红细胞中的血红蛋白或其破碎释放的游离血红蛋白中的亚铁血红素催化过氧化氢，与干化学试带模块中的邻甲苯胺反应，使模块产生颜色变化。尿中异常存在红细胞被称为血尿，尿中存在血红蛋白被称为血红蛋白尿。尿液中的潜血与肾或尿道疾病、严重烧伤、感染、创伤、暴露于有毒化学品或药物、肾盂肾炎、肾小球肾炎、肾或生殖器疾病、肿瘤、输血反应、血管内溶血和溶血性贫血等相关。剧烈运动和月经也可能导致尿潜血。阳性结果应进行跟踪，以评估红细胞的存在。当显微镜检查存在红细胞但尿潜血化学试验是阴性时，一般认为存在抗坏血酸的干扰；当显微镜检查阴性但尿潜血化学试验是阳性时，一般认为存在红细胞破坏引起的假阴性或易热酶引起的假阳性。

10. 中性粒细胞胞质内含有特异性酯酶，与干化学试带模块中的吲哚酚酯及重氮盐反应，使模块产生颜色变化。而淋巴细胞、单核细胞不含特异性酯酶，故不与试带模块发生反应。亚硝酸盐阳性和白细胞酯酶阳性是指示应进一步显微镜检查的良好指标。

7　尿液有形成分

尿液沉渣多数情况下采用染色标本湿片观察，有时会辅以Sternheimer-Malbin（SM染色）、瑞氏染色、Sternheimer染色（S染色）、苏丹（Sudan）Ⅲ染色、铁染色等。

7.1　尿液红细胞形态分析

7.1.1　畸形红细胞形态描述

1. 第1种描述　①大红细胞：直径＞8μm的红细胞。②小红细胞：直径常＜6μm的红细胞，可以小于正常红细胞的一半，甚至更小。③芽孢样红细胞：胞质常向一侧或多侧伸出、突起，如生芽样。④环形红细胞（炸面包圈样红细胞）：因胞内血红蛋白丢失或胞质聚集，形似炸面包圈样空心环状。⑤新月形红细胞：红细胞如半月形。⑥颗粒形（串珠样）红细胞：胞质内有颗粒状的间断沉积，血红蛋白丢失。⑦影红细胞。⑧红细胞碎片。⑨古币样红细胞。⑩礼花样红细胞。⑪皱缩红细胞。

2. 第2种描述　肾性红细胞形态（图1-7）。① G1型红细胞（有的被形象地称为米老鼠样红细胞）为带一个或多个芽孢的炸面包圈样红细胞，当血红蛋白丢失后成为带芽孢的双圈淡影。② G2型红细胞为带一个以上芽孢的球形红细胞，细胞膜厚、折光增强。③ G3型红细胞膜为表面凹凸不规则如花环形或细胞表面有颗粒样沉积的炸面包圈样红细胞。④ G4型红细胞呈酵母菌样，红细胞突出一芽或两芽，红细胞主体不形成环形或可呈小环形。⑤ G5型红细胞为体积明显缩小的红细胞。

7.1.2　血尿来源诊断标准

（1）异常形态红细胞＜20%，非肾小球性血尿；异常形态红细胞为20%~50%，可疑为肾小球性血尿；异常形态红细胞为50%~75%，高度疑为肾小球性血尿；异常形态红细胞＞75%，通常可认为是肾性血尿。

（2）G1 型红细胞＞5%，肾小球性血尿。

（3）G（总）＞20%，肾小球性血尿。

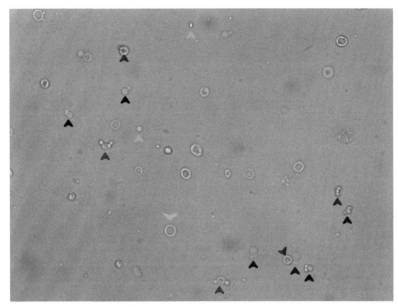

图 1-7 尿液中各类 G 型红细胞，湿片，未染色（400×）

▲为 G1 型红细胞（G1 型红细胞为带一个或多个芽孢的炸面包圈样红细胞）；▲为 G3 型红细胞（G3 型红细胞为表面凹凸不规则的炸面包圈样红细胞）；▲为 G4 型红细胞（G4 型红细胞为酵母菌样红细胞）；▲为 G5 型红细胞（G5 型红细胞为明显缩小的红细胞）；▲内环明显扩大的畸形红细胞

7.1.3 尿液红细胞形态案例分析

病例 1 肾小球性血尿中各种形态的畸形红细胞（本例尿蛋白 3+，尿潜血 3+，如图 1-8 所示）。

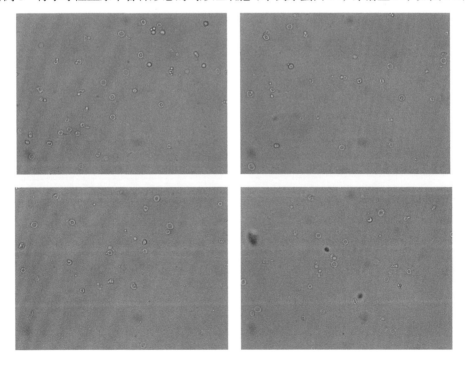

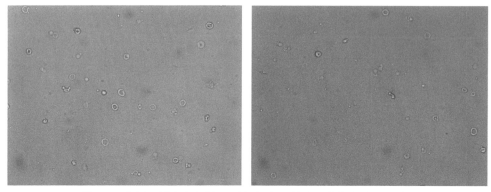

图 1-8　病例 1 尿液中各类 G 型红细胞，湿片，未染色（400×）

病例 2　门诊患者，慢性肾小球性血尿（图 1-9）。

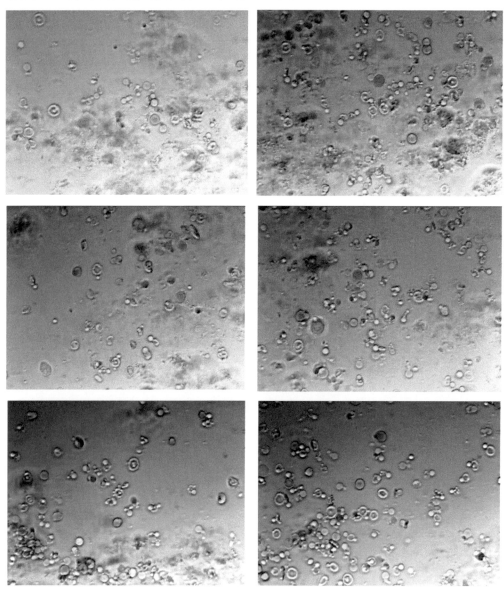

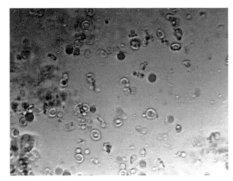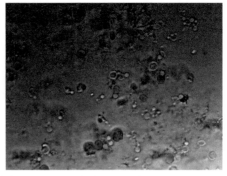

图 1-9　病例 2 肾小球性血尿中的 G1 型红细胞（1000×）

病例 3　住院患者，尿蛋白 3+，尿潜血 3+。尿毒症患者肾小球源性血尿中各种形态的典型 G 型红细胞如图 1-10 所示。

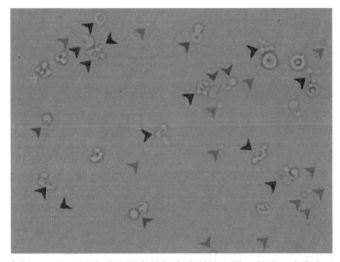

图 1-10　病例 3 G 型红细胞明显增多的肾小球源性血尿，湿片，未染色（1000×）

▲为 G1 型红细胞（G1 型红细胞为带一个或多个芽孢的炸面包圈样红细胞或米老鼠样红细胞）；◭为 G2 型红细胞（G2 型红细胞为带一个以上芽孢的球形红细胞）；◣为 G3 型红细胞（G3 型红细胞为表面凹凸不规则的炸面包圈样红细胞）；◮为 G4 型红细胞（G4 型红细胞为酵母菌样红细胞）；◮为 G5 型红细胞（G5 型红细胞为明显缩小的红细胞）

本例中 G1~G5 型红细胞 [G（总）]>90%（远大于肾小球性血尿的诊断标准之一 G（总）>20%），且 G1 型红细胞 >20%（远大于肾小球性血尿的诊断标准之一 G1>5%），尿液形态学诊断为肾小球性血尿，并为临床病理证实，本例为尿毒症患者，其余图片见图 1-11。

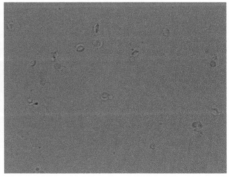

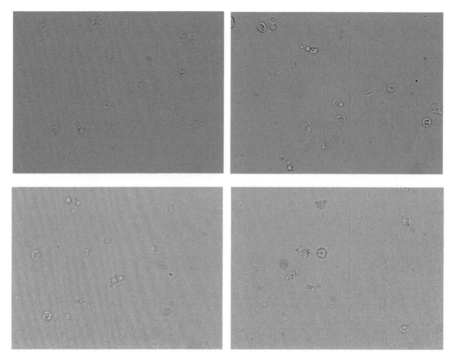

图 1-11 湿片，未染色（1000×）

各类 G 型红细胞明显增多的肾小球源性血尿，本例中易见尿液红细胞形态学中诊断肾小球源性血尿最有意义的 G1 型红细胞

病例 4 门诊患儿，男，6 岁，尿蛋白 3+，尿潜血 3+，肾小球性血尿（图 1-12、图 1-13）。

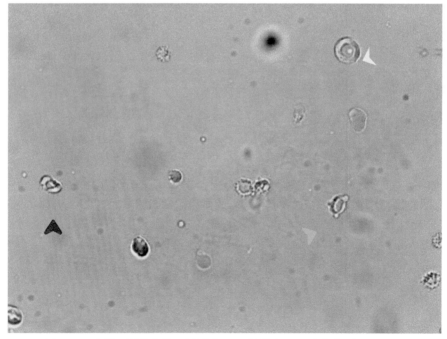

图 1-12 病例 4 门诊患儿，尿蛋白 3+，尿潜血 3+，未染色（1000×）

▲为草莓样型红细胞；▲为炸面包圈样型红细胞；▲为靶型红细胞；▲为 G1 型红细胞

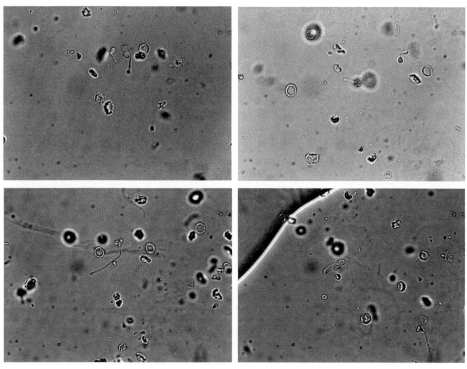

图 1-13 红细胞通过肾小球基膜时包膜受损，胞质拉扯呈丝带状（1000×）

病例 5 红细胞 10~15/HP，红细胞大小不一，易见内环扩大红细胞、靶型红细胞、炸面包圈样红细胞、出芽红细胞。畸形红细胞 >80%（图 1-14），形态学提示肾小球源性血尿。

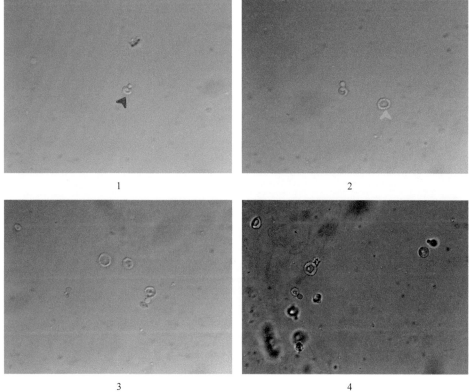

1 2

3 4

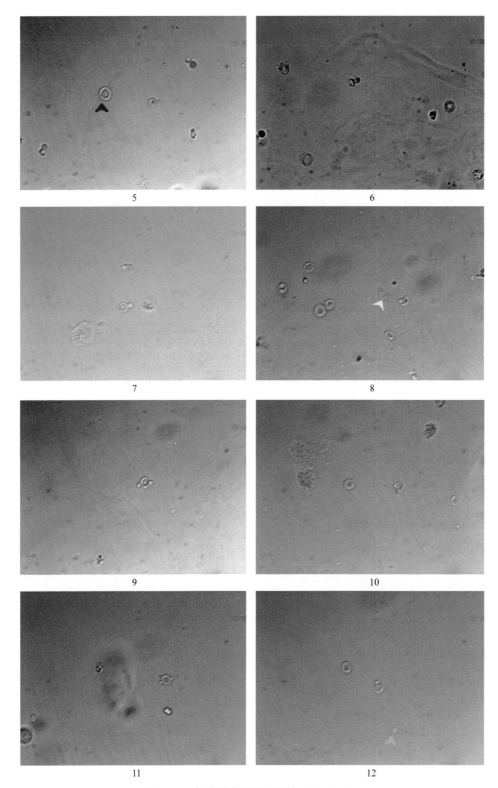

图 1-14　各种形态畸形红细胞（1000×）

1.一个囊泡的 G 型红细胞（红色箭头）；2.靶型红细胞（亮蓝色箭头）和出芽红细胞；3.靶型红细胞；4.靶型红细胞和出芽红
细胞；5.出芽红细胞和内环扩大的炸面包圈样红细胞（深蓝色箭头）；6.红细胞壁增厚且不规则；7.红细胞表面呈瘤状突起，中
央呈靶型；8.近中央处米老鼠样 G 型红细胞（黄色箭头）；9.米老鼠样 G 型红细胞，中央呈靶型；10.炸面包圈样红细胞和出芽
红细胞；11.内环不规则扩大并伴瘤状突起的红细胞；12.红细胞脱落的囊泡（暗板岩蓝色箭头）

病例6 红细胞 10~15/HP，易见出芽红细胞、炸面包圈样红细胞，畸形红细胞占 >80%（图 1-15），形态提示非均一性血尿。

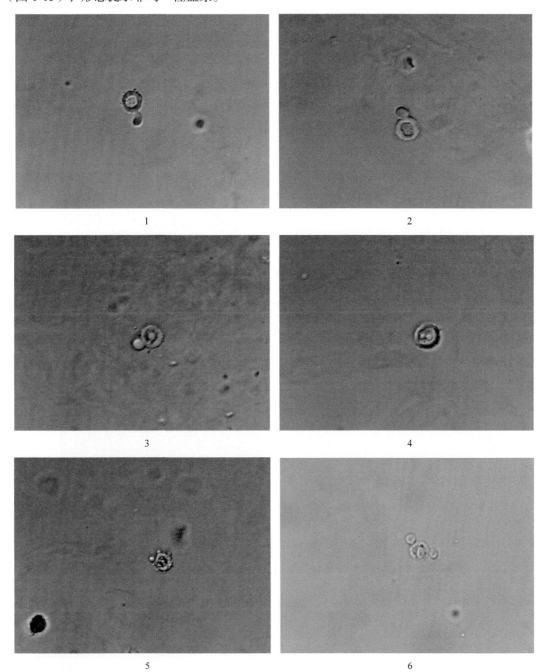

图 1-15 各种形态畸形红细胞（1000×）

1~5. G 型红细胞；6. 米老鼠样 G1 型红细胞

病例7　患者，女，45岁，血尿、蛋白尿（图1-16）。

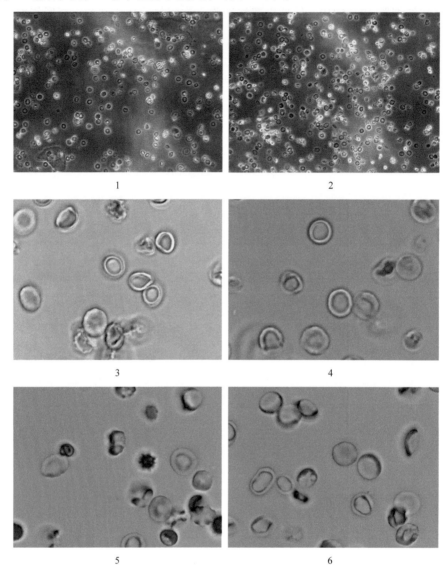

1　　　　　　　　　　2

3　　　　　　　　　　4

5　　　　　　　　　　6

图1-16　多数内环扩大的红细胞伴皱缩红细胞，临床诊断急性肾小球肾炎（1，2，400×，3~6，1000×）

病例8　患者，男，26岁，长期血尿（图1-17）。

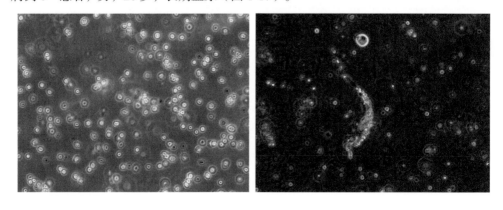

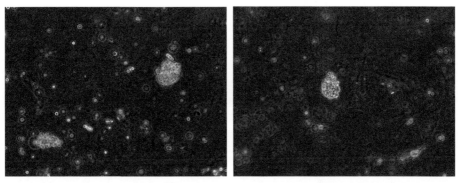

图 1-17　红细胞体积偏小，可见红细胞聚集呈球团样，为肾性血尿，常提示 IgA 肾病或隐匿性肾炎（400×）

病例 9　患儿，男，5 岁，紫癜性肾炎，尿潜血弱阳性，镜检红细胞 10~15/HP，追问病史，患儿服用维生素 C，考虑尿干化学潜血测试受药物抑制影响（图 1-18）。

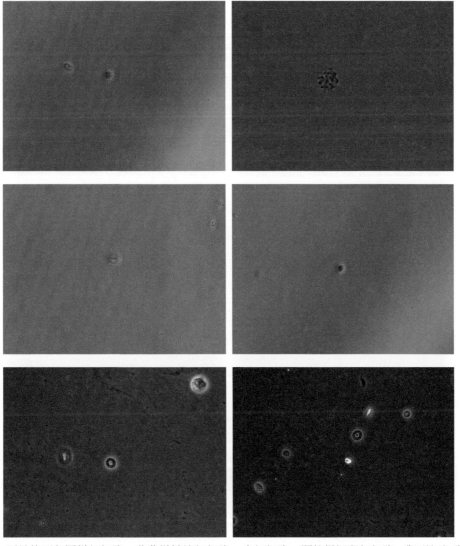

图 1-18　可见炸面包圈样红细胞、草莓样皱缩红细胞、小红细胞、颗粒样沉积红细胞、靶型红细胞、小出芽红细胞等异常形态红细胞，尿液红细胞形态提示非均一性血尿

病例 10　泌尿系结石患者，非肾性血尿（图 1-19）。

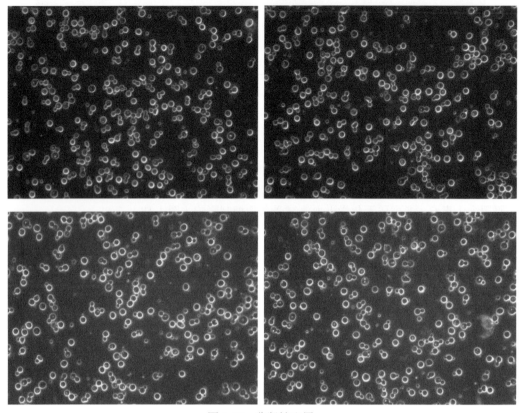

图 1-19　非肾性血尿

虽然有出芽，似保龄球样红细胞，但红细胞内环并不扩大，血红蛋白充盈良好，异常形态较为单一，结合临床病史，综合判断为非肾性血尿。瘤状红细胞在非肾小球性血尿及肾小球性血尿中均可见，鉴别重点是看红细胞中央孔大小，非肾小球性血尿中瘤状球形红细胞的特征是无孔或小孔，而肾小球性血尿中是大孔、靶形、不规则形而非圆形

病例 11　输尿管结石患者，血尿，尿红细胞血红蛋白充盈良好，形态提示均一性血尿（图 1-20）。

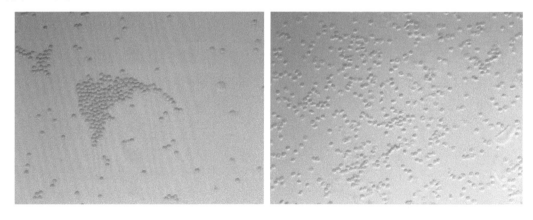

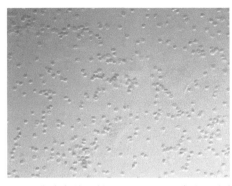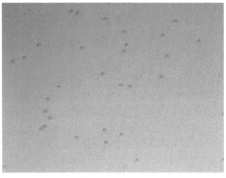

图 1-20　未染色均一性血尿，血红蛋白充盈良好、畸形红细胞少见，湿片，未染色（100×）

尿红细胞形态检测在血尿来源诊断中具有重要临床意义，但任何一种检测方法的敏感性和特异性均非 100%，因此血尿的定位诊断不能完全依赖尿红细胞形态检测，应结合患者血尿病史长短、尿蛋白、肾功能检测结果和影像学检查结果进行综合分析、判断。另外，形态单一的皱缩红细胞、影子红细胞多认为由物理因素（如尿渗透压、尿比重、pH 等）导致。

尿红细胞形态学观察要点：①红细胞形态的畸形性及畸形率，肾性血尿常为两种以上形态的畸形红细胞且畸形性明显；②尿红细胞血红蛋白的充盈程度，肾性血尿的红细胞血红蛋白充盈常不良（血红蛋白流失严重）。

1991 年，科勒（Kohler）研究对比了尿液中常见的异形红细胞形态，并提出 G1 型红细胞与肾病相关性高，尿液渗透压、pH 和其他因素一般不会引起红细胞 G1 型改变。当 G1 型红细胞大于 5% 时，其诊断肾性血尿的特异性高达 98%。因此，Kohler 认为着重注意此类细胞可提高尿红细胞形态学的诊断价值。尽管 G1 型红细胞是鉴别血尿来源的可靠方法，但其在肾病患者中的出现率仅为 60%。2005 年，三浦秀人用测量炸面包圈样红细胞内外径差异的方法发现，肾性出血红细胞的内径明显大于非肾性出血红细胞的内径。同期，有学者提出，炸面包圈样红细胞是提示肾小球疾病的敏感指标，而 G 型细胞则提示严重的肾小球疾病。国内也有学者提出以 3 次尿红细胞相差显微镜检查作为血尿的定位诊断方法，以尿红细胞 >8000 个 /ml，畸形红细胞 >75% 及 G1 型红细胞占所有红细胞的比率 >5%，作为肾小球性血尿的诊断标准，其灵敏度及特异度均理想。

相差显微镜在观察尿液红细胞形态时有独特优势，是推荐方法。

7.1.4　国内外尿液红细胞形态相关文献借鉴

国内外尿液红细胞形态见图 1-21~ 图 1-26。

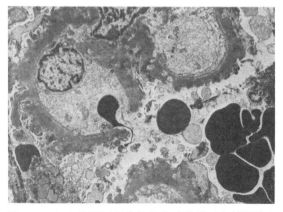

图 1-21　红细胞通过损伤的肾小球基膜（电镜图片）

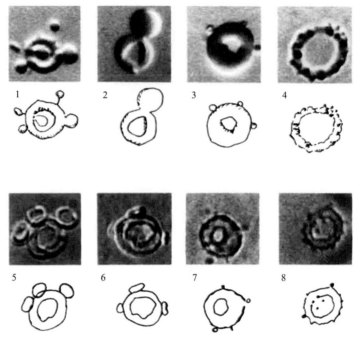

图 1-22　各种形态 G 型红细胞

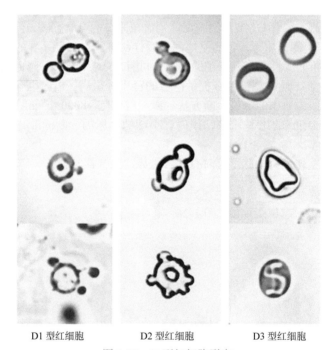

D1 型红细胞　　　　D2 型红细胞　　　　D3 型红细胞

图 1-23　D 型红细胞形态

D1 型红细胞显示戒指样形状，伴严重的胞质颜色的丢失，胞膜的泡状突起是其特点；D2 型红细胞显示炸面包圈样形状伴中等的胞质颜色的丢失；D3 型红细胞显示炸面包圈样形状伴轻微的胞质颜色的丢失，没有胞质突起。D3 型红细胞是肾小球损伤敏感标志，D1 和 D2 型红细胞是肾小球损伤严重的标志

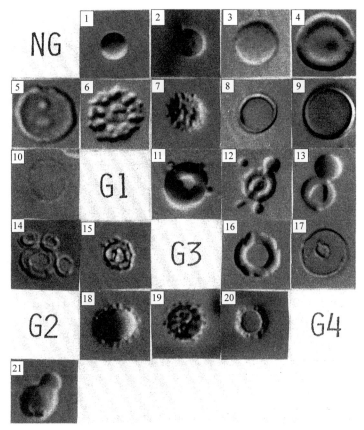

图 1-24 1~10. 非肾小球性红细胞；11~15. G1 型红细胞；16，17. G3 型红细胞；18~20. G2 型红细胞；
21. G4 型红细胞

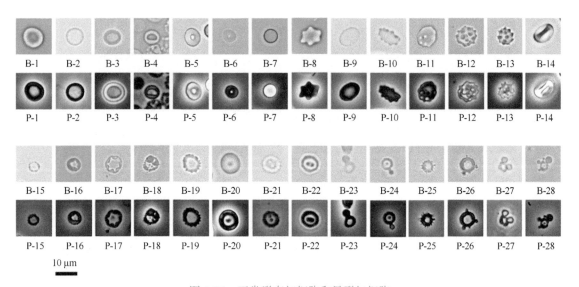

10 μm

图 1-25 正常形态红细胞和异形红细胞

B-1~B-14. 明场显微镜下正常形态红细胞；P-1~P-14. 相差显微镜下正常形态红细胞；

B-15~B-28. 明场显微镜下异形红细胞；P-15~P-28. 相差显微镜下异形红细胞

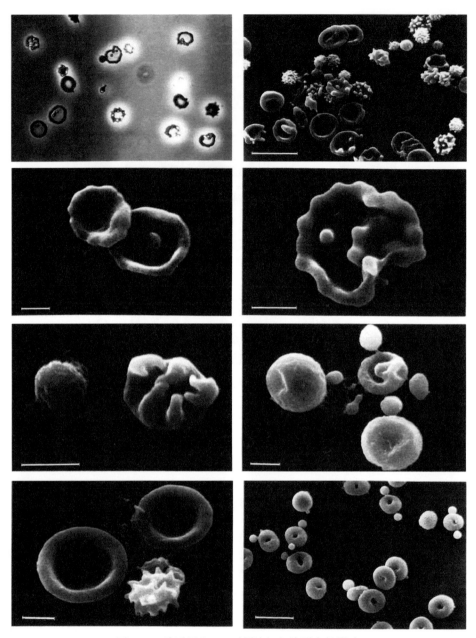

图 1-26　渗透压和 pH 对尿液红细胞形态的影响

7.1.5　尿红细胞位相检验要点

（1）当 G1 型红细胞占比 >5%，诊断肾小球性血尿较为客观。

（2）当 G1 型红细胞不足，其他形态的异常红细胞出现时，要看异常红细胞形态的多样性和比例，肾小球性血尿红细胞异常形态更多样（异常形态 >2 种，且异常红细胞比例较高），单一形态的异常形态红细胞增多要重点除外理化因素或其他因素对红细胞的损伤。为了除外肾外因素的影响，可建议送 2~3 次第二次晨尿，观察形态有无变化，并做出合理判断。

（3）在诊断肾小球性血尿的红细胞异常形态中，出芽（特别是米老鼠样红细胞及戒指样红细胞）、红细胞膜肿胀断裂、血红蛋白分布不均、内环增大且不规则、肿胀的靶型红细胞最为有价值。

（4）体积较小的均一性小红细胞意义仍不明确，有参考书指出可能为肾小球性，也可能是其他泌尿系统疾病导致，工作中遇到一例肾结石患者某次检查以均一性小红细胞为主。病例较少，需要更多总结。

（5）膨胀圆盘状红细胞和炸面包圈样红细胞鉴别，前者红细胞的特征是凹陷部分的膜形状均一，为非肾小球性红细胞，后者特征是内环孔的形状不均匀、有变形。

（6）瘤状球形红细胞属非肾小球性红细胞，特征是无孔，即使有孔也很小，瘤状炸面包圈样红细胞的特征是孔大，呈靶形，中央孔并非圆形，而是像炸面包圈样非均一性红细胞那样的不规则孔洞。

（7）肾小球性红细胞多会呈现多种多样的形态，在红细胞形态判定时，重要的不是看各个红细胞的形态，而是把握尿沉渣的整体的形态。

（8）西京医院检验科把畸形红细胞分为Ⅰ型、Ⅱ型、Ⅲ型，Ⅰ型红细胞包含棘型红细胞、炸面包圈样红细胞、影红细胞；Ⅱ型红细胞指皱缩红细胞，Ⅲ型红细胞指小红细胞，并强调了红细胞聚集呈球团状的价值（常见于 IgA 肾病或隐匿性肾炎中）。

（9）尿红细胞形态学检查需要大样本分析，制订出更为客观权威的标准，做好这项工作任重道远。

7.2 尿白细胞

尿白细胞见图 1-27、图 1-28。

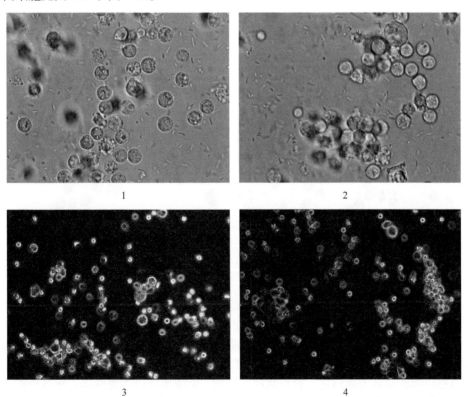

1　　　　　　　　　　　2

3　　　　　　　　　　　4

图 1-27　1，2.湿片，未染色（1000×），尿白细胞，体积较红细胞大，圆形，颗粒感，伴少量吞噬细胞；
3，4.同一标本，相差镜下图片（400×）

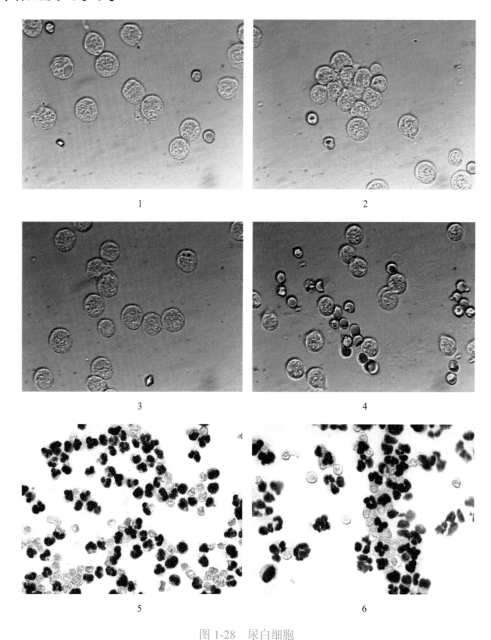

1　　　　　　　　　　　2

3　　　　　　　　　　　4

5　　　　　　　　　　　6

图 1-28　尿白细胞

1~6.湿片下即可见明显的分叶核（1~4.1000×），瑞氏染色更容易识别（5，6.1000×）

【临床意义】　尿液中白细胞可见中性粒细胞、淋巴细胞、嗜酸性粒细胞、单核细胞（巨噬细胞）。尿液中最常观察到的白细胞是中性粒细胞；然而，在一些肾脏疾病中，其他白细胞在尿液中占优势。例如，在药物过敏引起的急性间质性肾炎中，观察到的主要白细胞为嗜酸性粒细胞，而在肾移植排斥反应中，则以淋巴细胞为主。

　　未染色白细胞通常为灰白色、颗粒状圆形细胞。低渗尿使白细胞膨胀，在这些肿胀的大细胞中，折光性胞质颗粒的布朗运动常很明显，因而得名"闪光细胞"。在炎症过程中，白细胞以阿米巴样运动方式（趋化性）穿过组织。虽然白细胞在血流中或尿中呈球形，但胞质和胞核容易变形，使它们离开肾小管周围毛细血管并通过肾组织（间质）迁移。当镜检发现白细胞管型时，常提示上尿路感染，这时试带蛋白质检测应为阳性。相反，对于下尿路感染（局限于肾脏以下，如膀胱），显微镜检查可发现白细胞增多，但无细胞管型，如果存在蛋白质，则通常处于低水平。

1. 中性粒细胞大量增多 常见于泌尿系统炎症。"闪光细胞"常见于肾盂肾炎、膀胱炎。女性尿液中中性粒细胞增多也可见于尿液被生殖系统炎性分泌物污染。

2. 淋巴细胞和单核细胞增多 见于肾移植后排斥反应、新月体性肾小球肾炎、应用抗生素及抗癌药物等。尿液中淋巴细胞增多，还可见于病毒感染。

3. 嗜酸性粒细胞增多 见于间质性肾炎、变态反应性泌尿系统炎症。急性间质性肾炎（acute interstitial nephritis，AIN）伴有嗜酸性粒细胞增多，嗜酸性粒细胞尿是与药物超敏反应相关的 AIN 的良好预测因子，尤其是对青霉素及其衍生物的超敏反应。未经治疗的 AIN 可能导致永久性肾损伤；但是，如果早期发现 AIN，简单地停止给药即可使肾功能恢复正常。在急性同种异体排斥反应病例中，肾活检标本中存在大量嗜酸性粒细胞被认为是预后不良的指标。

4. 单核细胞和巨噬细胞（组织细胞） 尿沉渣中可观察到单核细胞和巨噬细胞。它们是活跃的吞噬细胞，能够吞噬细菌、病毒、抗原抗体复合物、红细胞及有机物和无机物（如脂肪、含铁血黄素）。

7.3 鳞状上皮细胞

鳞状上皮细胞见图 1-29、图 1-30。

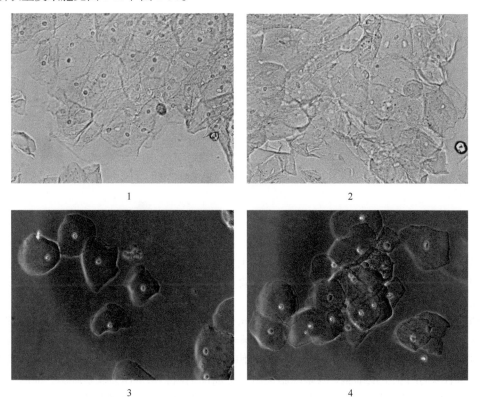

1

2

3

4

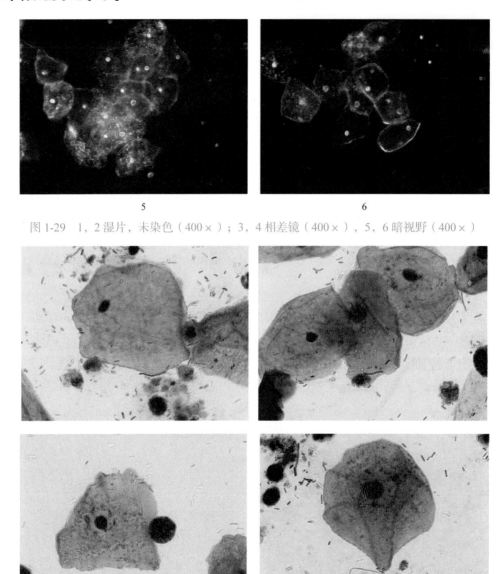

5　　　　　　　　　　　　6

图 1-29　1，2 湿片，未染色（400×）；3，4 相差镜（400×），5，6 暗视野（400×）

图 1-30　SM 染色，尿液鳞状上皮细胞（1000×）

　　鳞状上皮细胞是尿液中最常见和最大的上皮细胞，直径为 60~100μm。这些细胞分布在女性的整个尿道，但男性仅排列在尿道的远端。通常，鳞状上皮的表层脱落，并被新生的底层上皮取代。

　　鳞状上皮扁平似鱼鳞状、不规则，多边多角，边缘常卷曲，胞核很小，呈圆形或卵圆形，有时可有 2 个以上的小核，完全角化者核更小，甚至不见，细胞质中常点缀着细小颗粒（角质透明蛋白颗粒），又称扁平上皮细胞。鳞状上皮细胞的变异体是线索细胞，具有病理意义。表现为覆盖有加德纳菌的鳞状上皮细胞，线索细胞提示阴道加德纳菌感染。作为线索细胞，细菌应覆盖大部分细胞表面并延伸到细胞边缘以外，这使得细胞呈颗粒状、不规则的外观。

7.4　移行上皮细胞

　　移行上皮细胞见图 1-31~ 图 1-34。

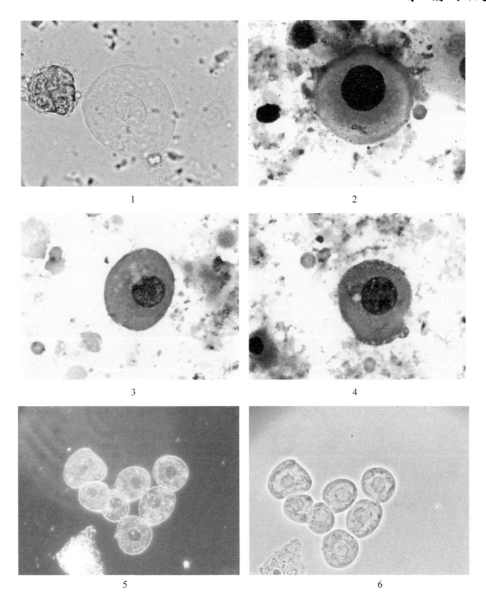

图 1-31 表层移行上皮细胞（大圆上皮细胞）

1~4，瑞氏染色（1000×）；5、6，相差显微镜（400×）

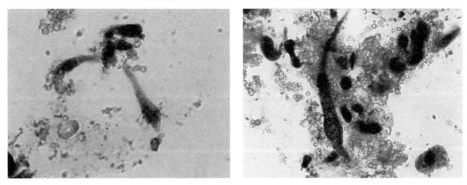

图 1-32 中层移型上皮细胞（尾型上皮细胞），取自新生儿尿液，SM 染色（1000×）

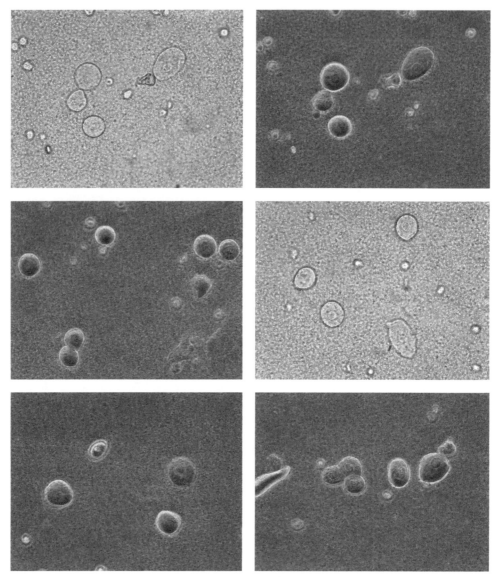

图 1-33　底层移行上皮细胞（小圆上皮细胞，图中部分为大圆上皮细胞），未染色（400×），相差显微镜，形状如倒置的碗形

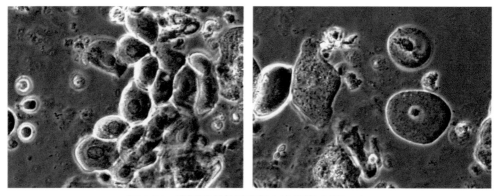

图 1-34　暗视野下各层移行上皮细胞（400×）

【临床意义】 移行上皮细胞由肾盂、输尿管、膀胱、尿道近膀胱段处的移行上皮细胞脱落而来。正常健康人尿沉渣中有少量移行上皮细胞，代表旧上皮的常规脱落，大量出现可见于膀胱炎。移行上皮细胞（尿路上皮）的大小差异很大。这种大小变化主要与膀胱移行上皮的三个主要层有关。

1. 表层移行上皮细胞 多呈圆形或不规则圆形，在器官充盈时细胞体积较大，为白细胞的4~5倍，核较小，常居中，器官收缩时，胞体较小，为白细胞的2~3倍，核较器官充盈时略大。尿液表层移行上皮细胞多来源于下泌尿系统，膀胱炎时可见大量成片脱落，并可伴有较多的白细胞出现。显微镜检查见表层移行上皮，多提示下尿路感染，有资料显示膀胱炎患者表层移行上皮细胞阳性率最高。

2. 中层移行上皮细胞 体积大小不一，常呈梨形、纺锤形或带尾形，胞核较大，呈圆形或椭圆形，又称尾形上皮细胞或纺锤状上皮细胞。因多来自肾盂，故又称为肾盂上皮细胞。有时亦可来自输尿管及膀胱颈部。肾盂、输尿管和膀胱颈部有炎症时可成片出现尾形上皮细胞。

3. 底层移行上皮细胞 圆形，体积偏小，为白细胞直径的1~2倍，胞质略丰富，可见明显颗粒，细胞核圆形，核膜厚而明显，胞核比例较大，约占细胞的1/3。肾盂到尿道有炎症或坏死病变时，可见大量或成片脱落。

7.5 肾小管上皮细胞

肾小管上皮细胞（renal tubular epithelium，RTE）见图1-35。

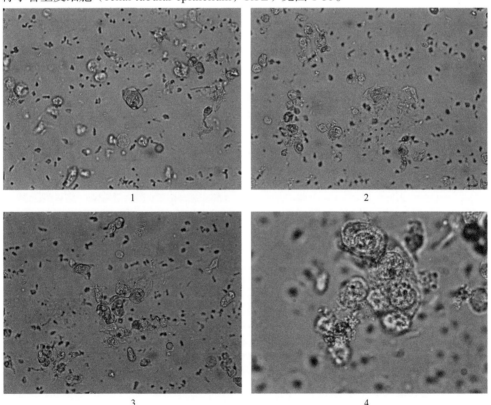

图1-35 肾小管上皮细胞（伴肾小管上皮细胞管型），湿片（未染色，1-3，400×，4，1000×）

【临床意义】 正常时无肾小管上皮细胞。肾小管上皮细胞的大小和形状取决于其起源的肾小管的位置。近曲小管细胞 比其他肾小管上皮细胞大。它们往往呈长方形，被称为柱状或卷曲细胞，胞质呈粗颗粒状，易被误认为管型。远曲小管的肾小管上皮细胞相对要小一些，呈圆形或椭圆形，它们可能会被误认为是白细胞和圆形的移行上皮细胞。尿液中出现肾小管上皮细胞多见于肾小管病变。成堆出现提示肾小管有急性坏死性病变，引起肾小管坏死的条件包括重金属及药物引起的毒性改变血红蛋白和肌红蛋白毒性、病毒感染（乙型肝炎）、肾盂肾炎、过敏反应、恶性肿瘤细胞侵犯、水杨酸中毒和急性同种异体移植排斥反应。由于肾小管上皮细胞的功能之一是肾小球滤液的重吸收，因此它们含有滤液中的物质并不少见。肾小管上皮细胞吸收滤液中存在的胆红素是肝损害（如病毒性肝炎）的结果，呈深黄色。存在于滤液中的血红蛋白被肾小管上皮细胞吸收并转化为含铁血黄素。因此，继血红蛋白尿发作后（输血反应、阵发性睡眠性血红蛋白尿等），肾小管上皮细胞可含有特征性的黄褐色含铁血黄素颗粒。通过普鲁士蓝染色沉淀物确认含铁血黄素的存在。肾移植术后大约1周，尿液内出现较多的肾小管上皮细胞，随后逐渐减少至恢复正常。当发生排斥反应时尿液中可再度大量出现肾小管上皮细胞，并可见肾小管上皮细胞管型。肾小管上皮细胞发生脂肪变性，胞质出现数量不等、分布不均的脂肪颗粒或脂肪小体，称为脂肪颗粒细胞，若脂肪小体充满胞质、覆盖在细胞核上，又称为复粒细胞，见于慢性肾脏疾病。使用偏振光显微镜或脂肪染色（如苏丹Ⅲ或油红O）可明确识别出卵圆形脂肪体，其在偏振光显微镜下显示马耳他十字的特殊形态。

7.6 吞噬细胞

吞噬细胞见图1-36、图1-37。

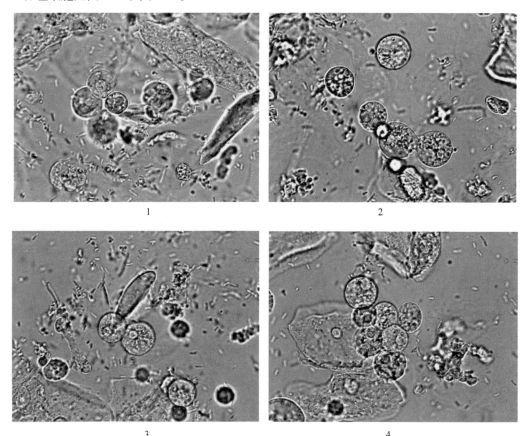

1

2

3

4

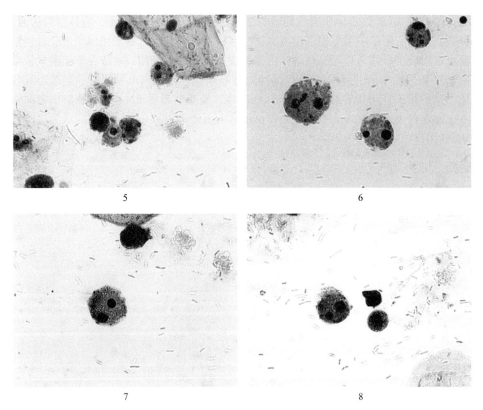

图 1-36 1~4. 尿液吞噬细胞，未染色（1000×）；5~8. 尿液吞噬细胞，SM 染色（1000×）

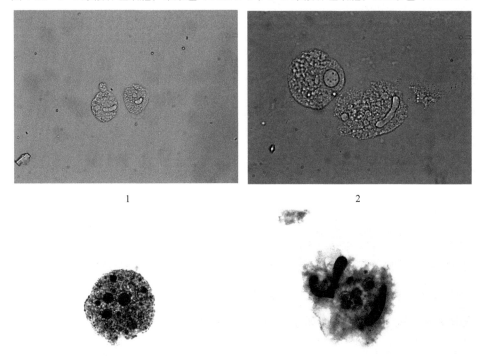

图 1-37 尿液吞噬细胞

1，2. 未染色（1000×）；3，4. SM 染色（1000×）

【临床意义】 吞噬细胞体积为白细胞的 2 倍到数倍，圆形或椭圆形，胞核呈肾形或类圆形，稍偏位；胞质丰富，胞质中可见很多被吞噬物质。尿液吞噬细胞可见于泌尿系统急性炎症，如急性肾盂肾炎、膀胱炎、尿道炎等，且常伴白细胞增多，并伴有细菌。尿液吞噬细胞数量常与炎症程度有密切关系。图 1-36 为含细胞质包涵体的吞噬细胞，胞质内可见圆形、类圆形等各种形态的包涵体。这种形态既可以在麻疹病毒、风疹病毒、流感病毒等 RNA 病毒感染患者尿液中观察到，也可在肾盂肾炎、膀胱炎、膀胱癌患者及正常人尿液中发现，所以并不能认为这类细胞是病毒性疾病的特异性指标。

7.7 复粒细胞

复粒细胞见图 1-38。

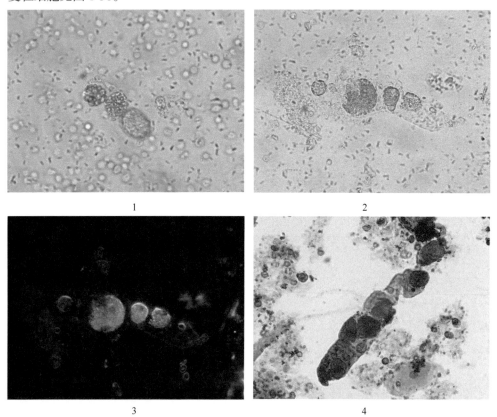

图 1-38 复粒细胞（部分形成管型）

1，2.明场采图；3.暗视野显微镜采图；4.沙黄染色（400×）

慢性肾脏疾病时，肾小管上皮细胞发生脂肪变性，胞质内出现数量不等、大小不一的脂肪颗粒或小滴，称为脂肪颗粒细胞，细胞内含有的脂肪滴小体称为卵圆形脂肪体（oval fat bodies，OFB），当脂肪小体充满胞质并覆盖在核上，又称复粒细胞。形态学特点：圆形、类圆形，小脂肪颗粒呈黑色／褐色，大脂肪颗粒呈黄色。一般采用苏丹Ⅲ染色鉴别，可被染成橙黄色或橙红色，在偏振光显微镜下可观察到胆固醇酯、磷脂、糖脂中特有的马耳他十字现象。在某些慢性肾病中常可见复粒细胞，尤见于肾病综合征（图 1-39）。

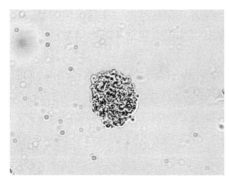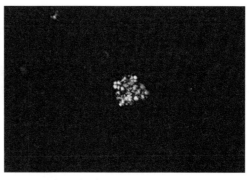

图 1-39　左图为复粒细胞；右图为偏振光显微镜下复粒细胞马耳他十字现象

知识拓展

Ⅰ　含铁血黄素颗粒

含铁血黄素颗粒为由铁蛋白微粒聚集而成的色素颗粒，呈金黄色或微褐色，红细胞被破坏后，释放出铁蛋白，铁蛋白以含铁血黄素形式沉积在上皮细胞内，含有的 Fe^{3+} 遇到氰化钾及盐酸后会出现蓝色反应，称普鲁士蓝反应。

Ⅱ　诱饵细胞（decoy cell）

诱饵细胞是人类多瘤病毒感染的细胞，一般认为来源于尿路上皮细胞和肾小管上皮细胞，形态学特征：膨胀的核和明显变性的细胞质是其特点，极易被误认为恶性细胞，故被称为诱饵细胞。细胞核膜增厚，核呈毛玻璃状，核内有时可见较大的包涵体，胞质较少。临床常在肾移植患者（应用免疫抑制剂，免疫功能低下）尿液中见到。

Ⅲ　柱状上皮细胞

柱状上皮细胞来源于前列腺、尿道中段、尿道腺、精囊等处，柱状上皮细胞不存在于正常尿液中，出现时常提示慢性尿道炎、慢性腺性膀胱炎，导尿插管及其他机械刺激也可导致尿液中出现柱状上皮细胞。

Ⅳ　多核巨细胞

多核巨细胞来源于尿路移行上皮细胞，呈不规则多边形，胞质呈颗粒状，胞核呈圆形或椭圆形，有数个到数十个不等。正常尿液中无此细胞，尿液中出现此类细胞多见于麻疹、水痘、腮腺炎、流行性出血热等病毒感染，女性尿液中出现也有可能是源于宫颈的多核巨细胞污染。

Ⅴ　混合细胞群

尿液中的混合细胞群（mix cell cluster，MCC）由国内西京医院丁振若教授提出并报道，是指由中（底）层移行上皮细胞、淋巴细胞、巨噬细胞及少量分叶中性粒细胞等聚集黏附成团的细胞群体，细胞群外围似有膜状物包裹。空军军医大学（第四军医大学）第一附属医院韦晓明等报道，尿液中的混合细胞群对于肾盂肾炎的诊断敏感性为93.1%，特异性可达98.0%。

7.8　尿液结晶

尿液中的结晶包括生理性结晶和病理性结晶两种，生理性结晶多来源于食物及机体盐类正常代谢所产生的各种酸性产物，与钙、镁等离子结合生成各种无机盐和有机盐，又称代谢性盐结晶，一般无临床意义。酸性尿液内的结晶包括草酸钙结晶、尿酸结晶、非晶形尿酸盐、硫酸钙结晶及马尿酸结晶等。碱性尿液内的结晶，一般是磷酸盐类结晶，包括非晶形磷酸盐、磷酸铵镁、磷酸钙、碳酸钙、尿酸铵及磷酸钙结晶等。

病理性结晶是由各种病理因素或是由于某种药物在体内代谢异常而出现的结晶，如胆红素、胱氨酸、亮氨酸、酪氨酸、含铁血黄素结晶及胆固醇结晶等。

7.8.1 生理性结晶

1. 尿酸结晶 见图 1-40~ 图 1-60。

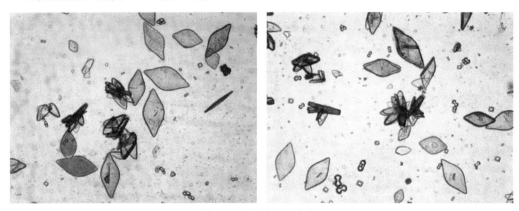

图 1-40 菱形尿酸结晶（未染色，400×）

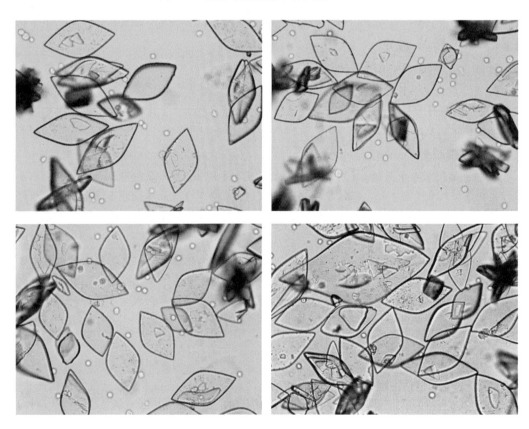

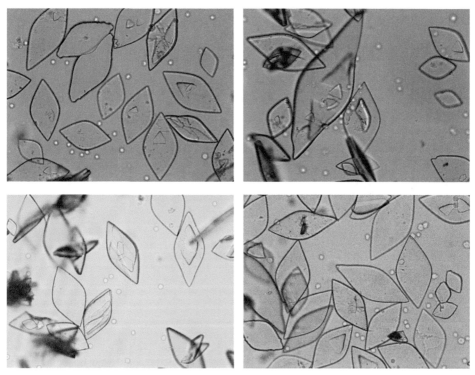

图 1-41 最常见的菱形尿酸结晶（未染色，400×）

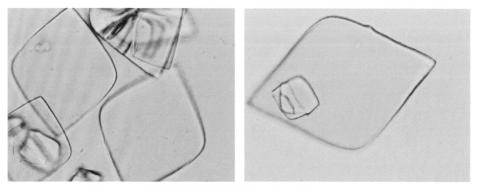

图 1-42 蓝色背景下的菱形尿酸结晶（未染色，1000×）

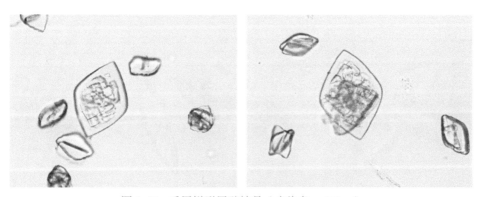

图 1-43 千层饼形尿酸结晶（未染色，400×）

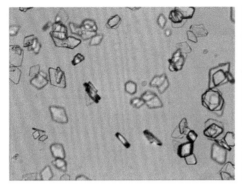
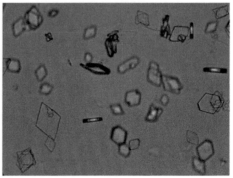

图 1-44　菱形及硬币形尿酸结晶（未染色，400×）

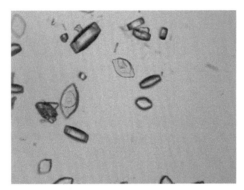
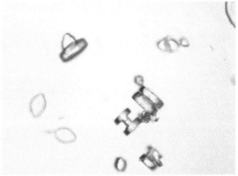

图 1-45　哑铃形、菱形、车轮状尿酸结晶（未染色，400×）

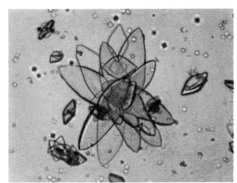
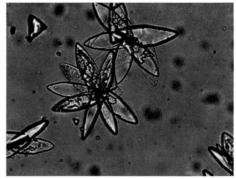

图 1-46　花形尿酸结晶（未染色，400×）

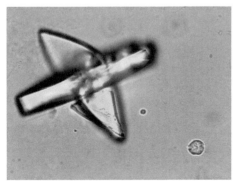
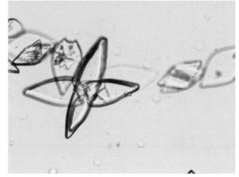

图 1-47　尿酸结晶叠连形成多种特殊美丽形态（未染色，400×）

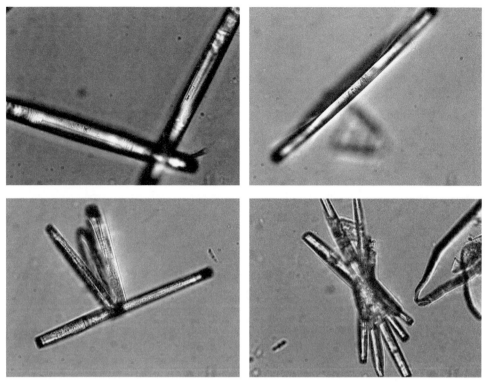

图 1-48 短棍形、柴捆形、圆柱样尿酸结晶（1000×）

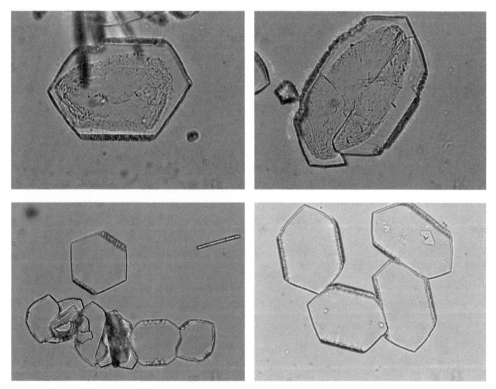

图 1-49 各种形态的六边形尿酸结晶（未染色，1000×）

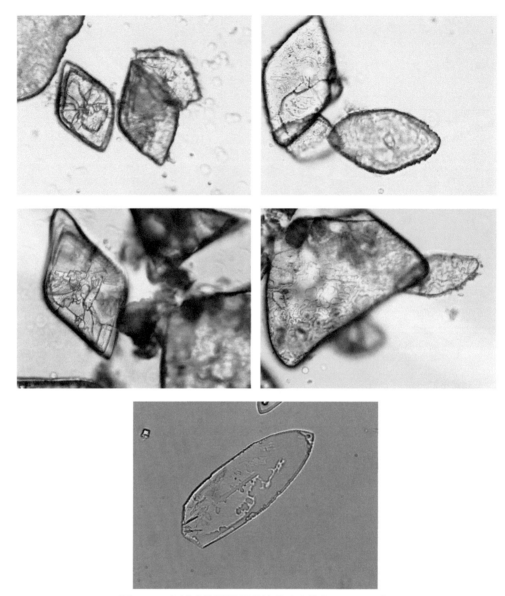

图 1-50　古树叶化石样尿酸结晶（未染色，1000×）

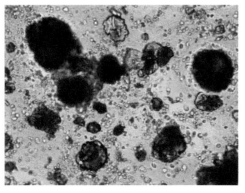 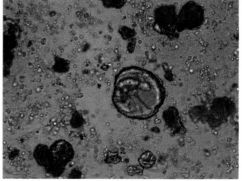

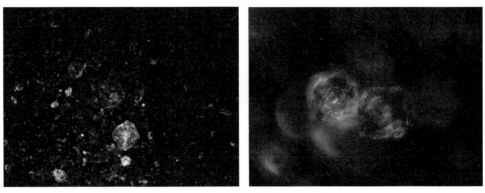

图 1-51 类圆形尿酸结晶（400×）

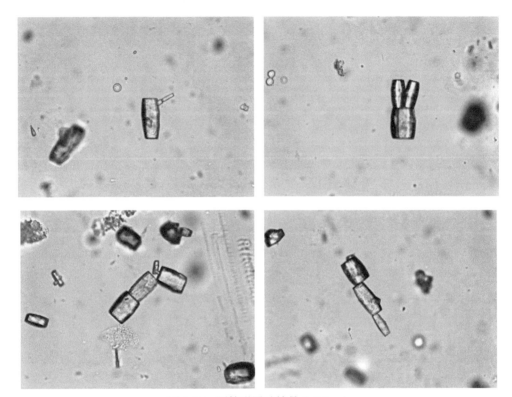

图 1-52 腰鼓形尿酸结晶（400×）

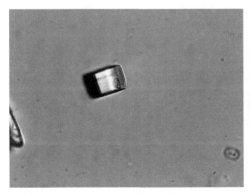

图 1-53 鼠标形尿酸结晶（400×）

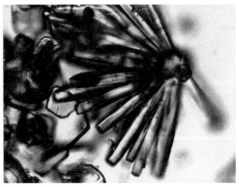

图 1-54 木楔样聚集，形成扇面样尿酸结晶（400×）

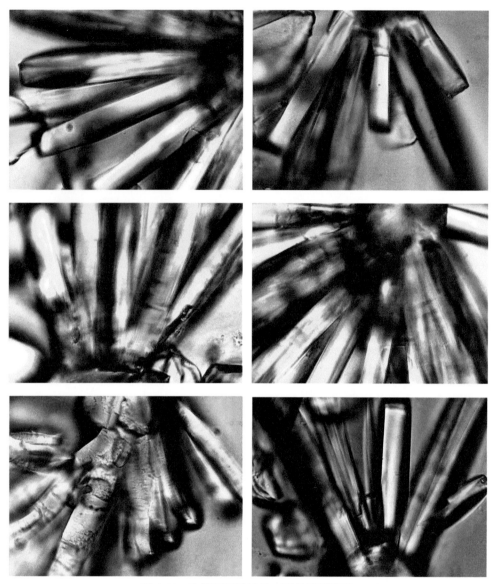

图 1-55　油镜下尿酸结晶，可见清晰纹理

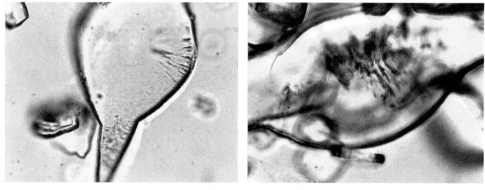

图 1-56　油镜下有立体感的尿酸结晶

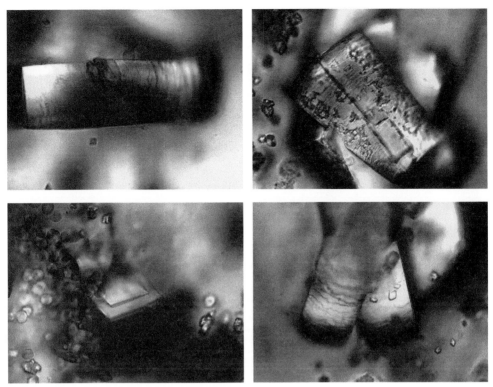

图 1-57 金黄色枯树皮样尿酸结晶（图中背景里还可见大量红细胞，需考虑尿路结石引起的血尿）（未染色，1000×）

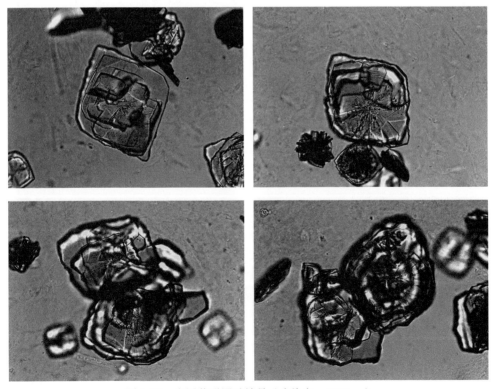

图 1-58 多层菱形尿酸结晶（未染色，1000×）

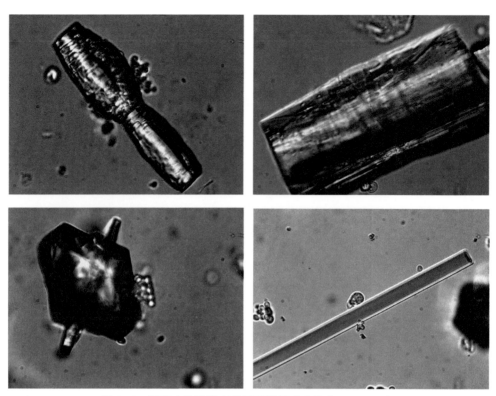

图 1-59 尿液中各种形态的尿酸结晶（未染色，1000×）

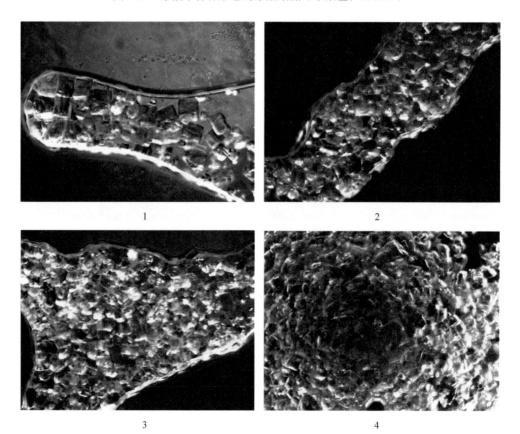

1

2

3

4

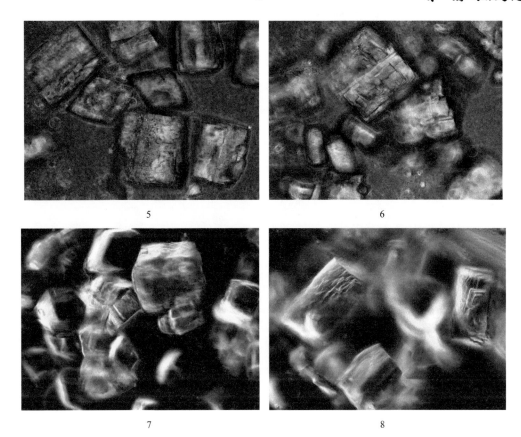

图 1-60　尿酸结晶

1~4.暗视野（400×）；5、6.相差镜下（400×）；7、8.暗视野（400×）

尿酸 [$C_5H_4N_4O_3$, 7,9-dihydro-1H-purine-2,6,8(3H)-trione] 是嘌呤（腺嘌呤和鸟嘌呤）代谢的最终产物，在人类没有已知的生理功能。尿液中尿酸的浓度取决于尿液的 pH、尿量和尿酸的排泄量。尿 pH 是尿酸溶解度的最重要因素，平均尿液 pH 是 5.9，通常范围是 4.8~7.4。在尿 pH < 5.5 时，几乎 100% 的尿酸未被解离，尿液将被尿酸过饱和，从而形成尿酸结晶。

尿酸结晶是尿液结晶中形态变化最多的一种生理性结晶，常存在于酸性尿中，肉眼观察尿酸结晶呈细沙粒状，多呈铁锈色，常沉积在试管底部，镜下可见有菱形、硬币形、千层饼形、花形、短棍形、各种形态的六边形等多种形态，易溶于氢氧化钾。其鉴别方法为加温 60℃不溶解，加乙酸、盐酸和氯仿均不溶解，加氢氧化钾（钠）可溶解。

2. 草酸钙结晶　草酸钙，古代术语为石灰草酸盐，一水草酸钙结晶的形状各不相同，可形成哑铃形、椭圆形或八面体样等。二水草酸钙结晶为双金字塔形或信封形或马耳他十字的无色、可变大小的八面体，它们在酸性尿液中最常见。草酸钙结晶理化特点：加热 60℃不溶解，加乙酸、氢氧化钾、氯仿均不溶解，加盐酸溶解。

草酸钙结晶有二水草酸钙和一水草酸钙之分，是人体尿液中最常见的结晶。正常人在摄入巧克力、甜菜根、花生、大黄、菠菜后，尿液中可以出现草酸钙结晶。结石症患者、高草酸尿患者和乙二醇中毒患者尿液中都可发现草酸钙结晶。有学者发现高浓度的草酸钙结晶对肾小管上皮细胞有毒性作用，肾小管上皮细胞损伤是结石形成的最早期的基础病变，是结石形成阶段的必要条件之一。二水草酸钙结晶呈八面体样，光学显微镜下形态清晰，两条交叉十字线呈高光性，长期大量出现可导致泌尿道结石。一水草酸钙结晶呈椭圆形、双凹圆盘形、手镯形、麦束样、哑铃形、银锭样、曲别针样等多种形态（图 1-61~ 图 1-72）。

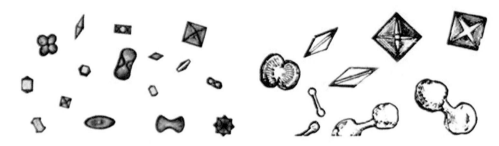

图 1-61　典型的一水草酸钙结晶呈哑铃形，典型的二水草酸钙结晶呈双金字塔形（或称信封形）

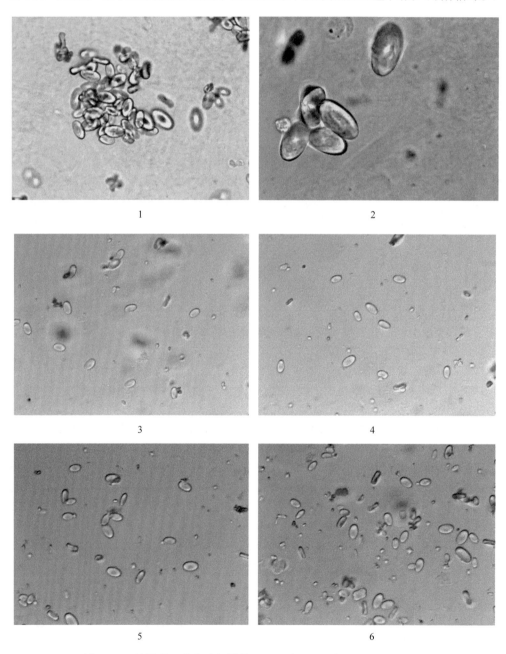

图 1-62　椭圆形一水草酸钙结晶，1，2（1000×），4-6（400×）

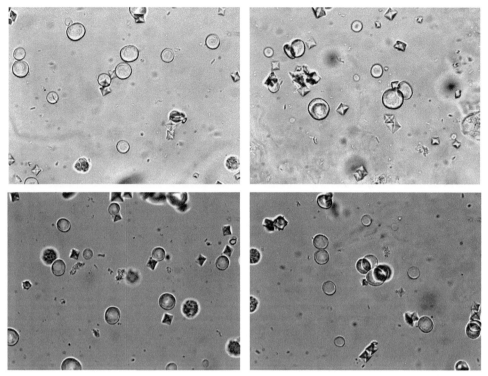

图 1-63　双凹圆盘形一水草酸钙结晶（400×）

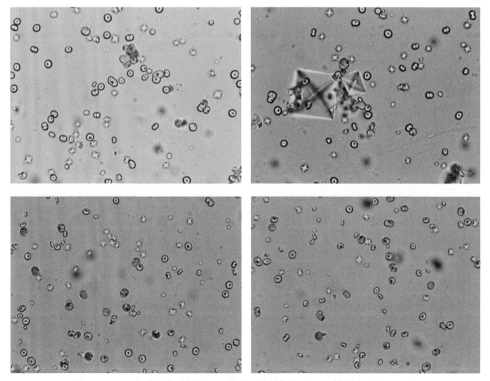

图 1-64　一水草酸钙结晶和二水草酸钙结晶（八面体样）（400×）

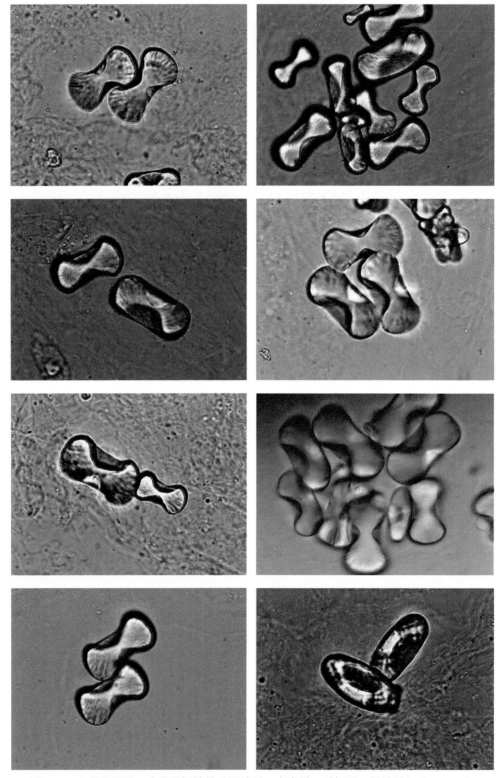

图 1-65　少见类型的一水草酸钙结晶（哑铃形、麦束样、手镯形、银锭样）（1000×）

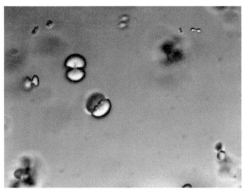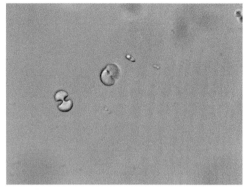

图 1-66　哑铃形一水草酸钙结晶（400×）

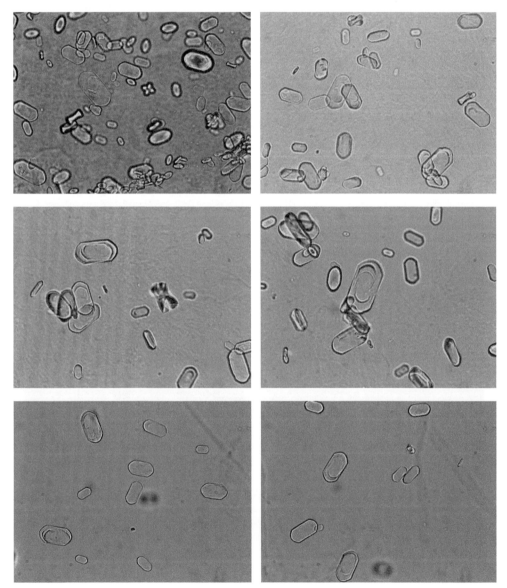

图 1-67　曲别针样（有参考书形容为跑道样）一水草酸钙结晶（部分结晶内部可见突起的裂纹）（400×）

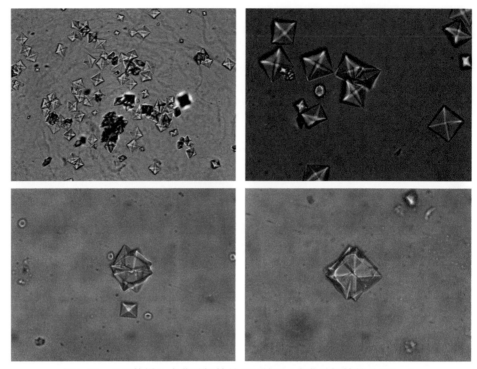

图 1-68　八面体样二水草酸钙结晶和哑铃形 - 水草酸钙结晶（400×）

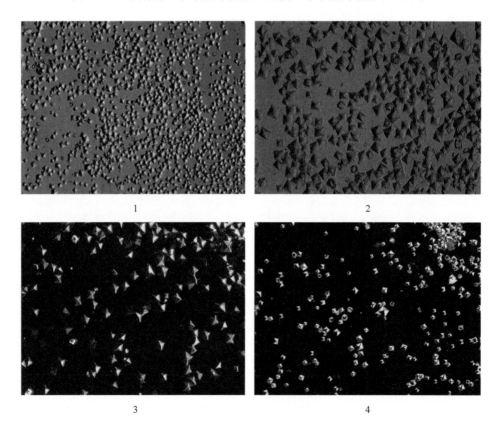

1

2

3

4

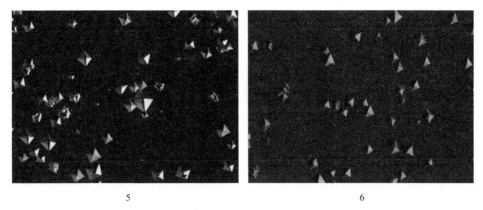

5   6

图 1-69 相差（1，2，6）及暗视野下（3，4，5）二水草酸钙结晶（400×）

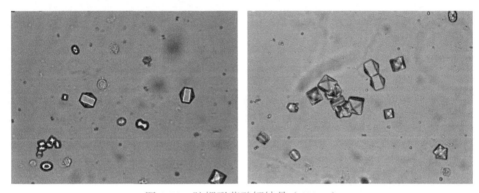

图 1-70 陀螺形草酸钙结晶（400×）

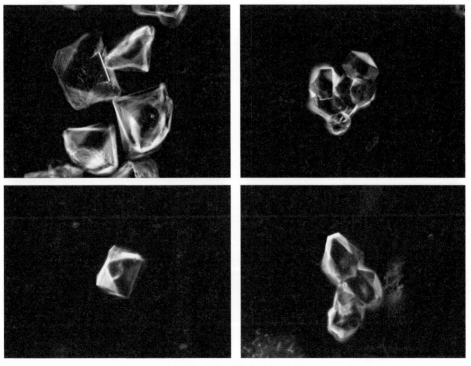

图 1-71 暗视野下钻石样草酸钙结晶（400×）

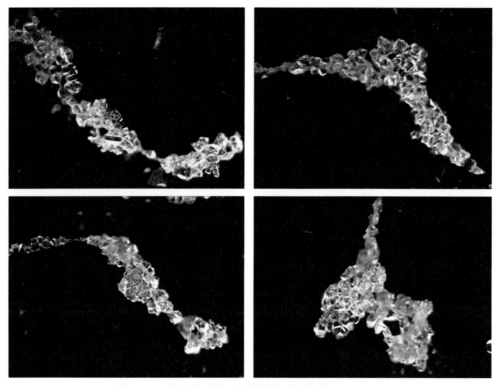

图 1-72　暗视野下钻石项链样草酸钙结晶（400×）

3. 尿酸铵结晶　见图 1-73~ 图 1-75。

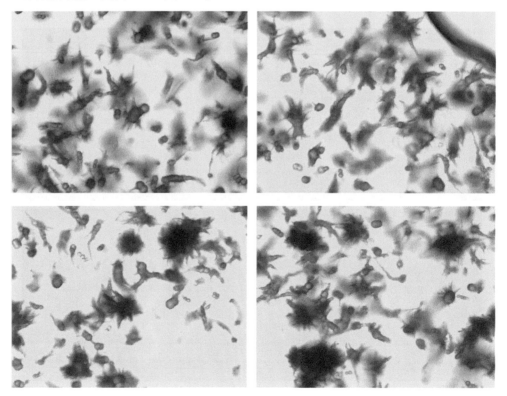

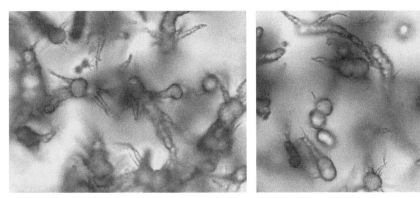

图 1-73　昆虫或人参样尿酸铵结晶（门诊患者，血清尿酸 639.7mmol/L）（前 4 幅，400×，后 2 幅，1000×）

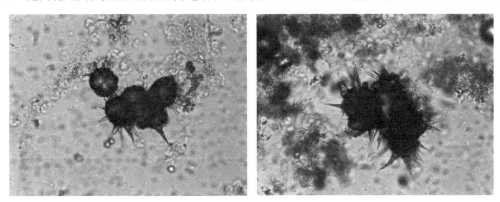

图 1-74　蜘蛛形尿酸铵结晶（1000×）

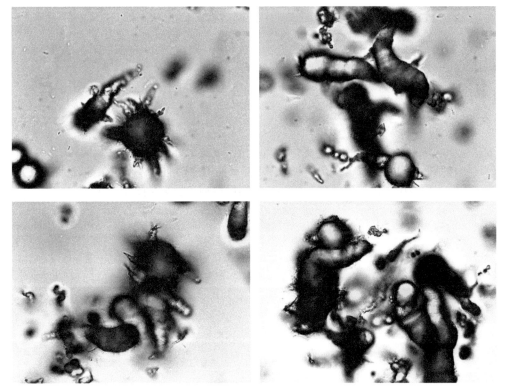

图 1-75　树根样尿酸铵结晶（1000×）

尿酸铵结晶为黄褐色，不透明，呈树根状、刺球形或哑铃状，为尿酸与游离铵结合而产生，尿酸铵结晶在酸性、中性、碱性尿中均可见到，是碱性尿液中唯一可见的尿酸盐结晶，常见于陈旧性尿液中，一般多无临床意义，在新鲜尿液中出现大量尿酸铵结晶，常提示膀胱细菌性感染，如尿中出现大量尿酸铵结晶，同时伴红细胞增多和尿痛症状时，提示尿路结石。

尿酸铵结晶理化特点：加热60℃可溶解，加乙酸、氢氧化钾均可溶解，加入浓盐酸可转化为尿酸结晶。

4. 马尿酸结晶 呈黄棕色或无色细长菱形或平板状。马尿酸结晶比尿酸结晶更易溶于水和乙醚。马尿酸结晶在尿中很少见到，实际上没有临床意义（图1-76）。

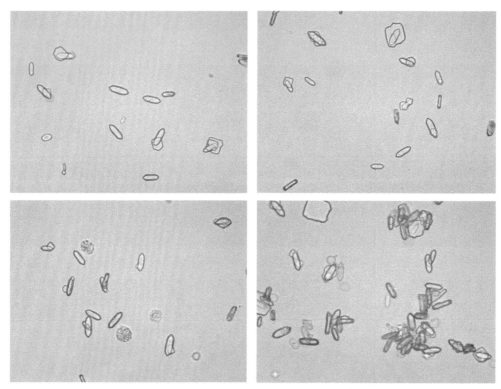

图 1-76 马尿酸结晶（400×）

5. 硫酸钙结晶 是一种长而细的无色针状或菱形晶体，外观与磷酸钙相同。尿液的pH有助于区分这两种结晶，因为硫酸钙存在于酸性尿液中，而磷酸钙通常存在于碱性尿液中。硫酸钙也极易溶于乙酸。尿液中很少见到硫酸钙结晶，它们没有临床意义（图1-77）。

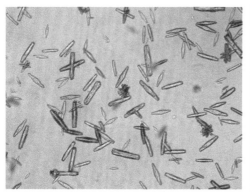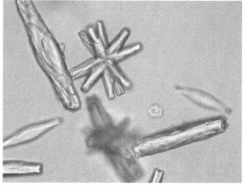

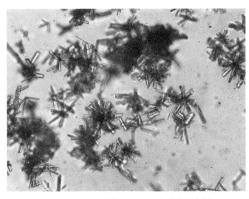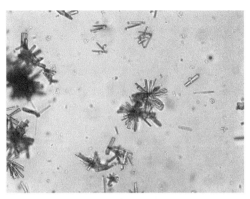

图1-77 硫酸钙结晶，（1，2，400×，3，4，1000×）

6. 碳酸钙晶体 是一种无色的小晶体，呈哑铃状或球形，或呈大颗粒状。碳酸钙晶体比无定形晶体大，呈团块状时，可能呈现深色。碳酸钙晶体的质量，与无定形磷酸盐的团块相反，围绕边缘连接在一起。碳酸钙晶体没有临床意义，它们可溶解在乙酸中，产生二氧化碳气体。

7. 磷酸铵镁结晶 磷酸铵镁（ammonium magnesium phosphate），又称三联磷酸盐（triple phosphates），其结晶见图1-78、图1-79。

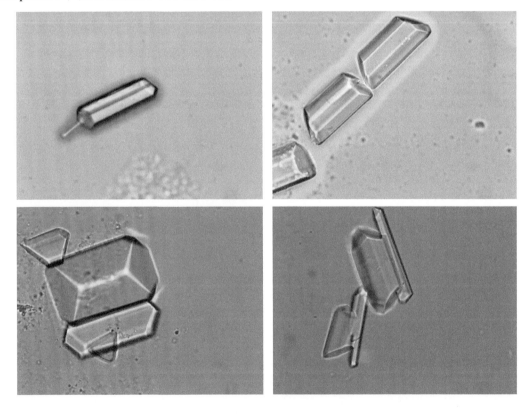

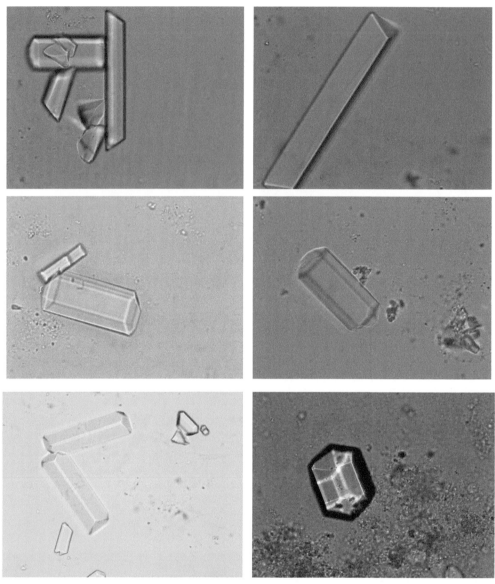

图 1-78　各型棱柱样磷酸铵镁结晶（未染色，1000×）

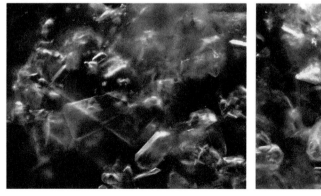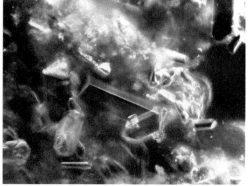

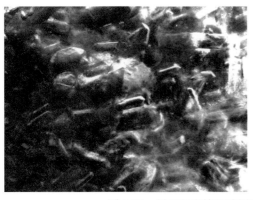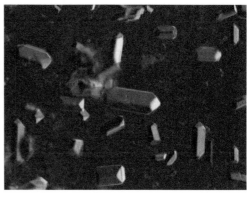

图 1-79　相差显微镜和暗视野下磷酸铵镁结晶（400×）

　　磷酸铵镁（NH_4MgPO_4，三联磷酸盐）晶体是无色的，以几种不同的形式出现。最常见和最有特点的形式是三面至六面形与末端倾斜的表面，后者（六面）被描述为棺材盖（coffin lids）。并不是所有的晶体都是完美形成的，它们的大小可以有很大的不同，留置时间过长，这些晶体可以溶解，呈现类似羊齿植物（蕨类植物，fern）的叶子。磷酸铵镁晶体常见于碱性尿液中，也可以存在于中性尿液中。实践检验中还可见爆竹形、对讲机形、砖石样、漏斗形等多种形态。在慢性尿路感染患者中易见，可致尿路阻塞，产生尿路结石。磷酸铵镁结晶理化特点：加热 60℃不溶解，加氢氧化钾、氯仿均不溶解，加乙酸和盐酸可溶解。

　　8.磷酸钙结晶　　见图 1-80~图 1-82。

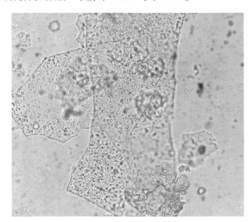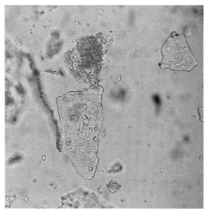

图 1-80　不规则板状磷酸钙结晶（左图：1000×；右图：400×）

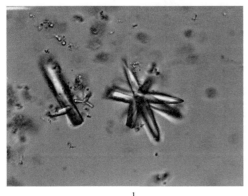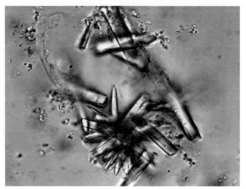

1

2

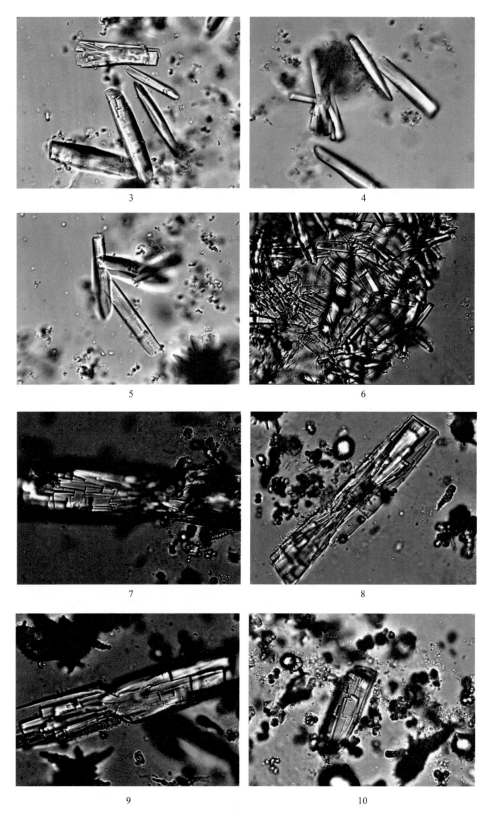

图 1-81　1，2.磷酸钙结晶呈放射状排列，末端或尖或平（1000×）；3~10.磷酸钙结晶呈枯木板样，散在或堆叠排列（1000×）

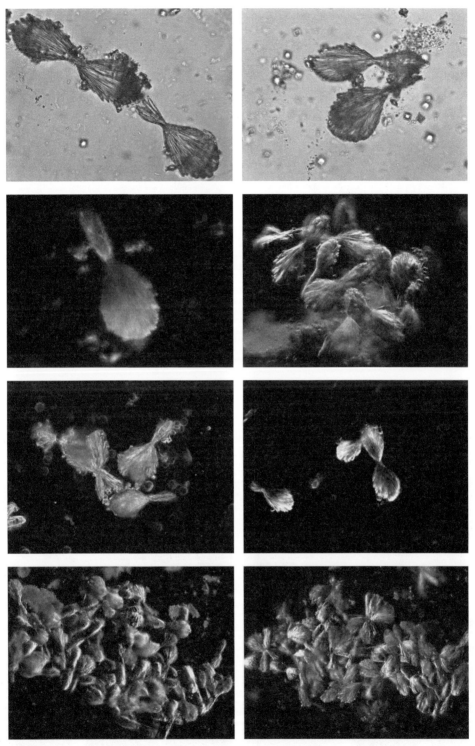

图 1-82　后 6 幅图引用暗视野下麦束样结晶，为少见形态磷酸钙结晶（400×）

尿液磷酸钙结晶（calcium phosphate crystals），肉眼观察常呈灰白色颗粒状。磷酸钙以磷酸氢钙（CaHPO₄）和磷酸二氢钙（Ca [H₂PO₄]₂）的形式存在于尿液中。磷酸氢钙晶体有时也称为星状磷酸盐，表现为无色、薄、楔形棱镜状，排列成小团状或花环状。每个结晶体上都有一个锥形或尖形的末端，另一端是平的。相比之下，磷酸二氢钙晶体通常在显微镜下表现为不规则的颗粒样片状物或脂肪板，较大，可能会出现在尿液标本的表层。这些无色结晶片可以类似于大的退化的鳞状上皮细胞。磷酸钙结晶归类于碱性结晶，因为它们通常存在于中性或微碱性尿液标本中，磷酸钙结晶也可在微酸性尿液中形成。这些结晶可能存在于正常尿液中，也可能形成结石。长期大量出现见于骨质脱钙、慢性泌尿道炎症，此外，片状磷酸钙结晶长期出现应结合临床考虑患者是否有甲状旁腺亢进、肾小管酸性中毒及骨质脱钙等疾病（图 1-82）。

　　9. 无定形磷酸盐结晶　经常以无定形的形式存在于尿液中，没有明确的形状（图 1-83），它们通常与无定形的尿酸盐难以明显区分。尿液的 pH 及其溶解性有助于区分这两种无定形沉积物。无定形磷酸盐可溶于乙酸，而无定形尿酸盐不溶解，无定形磷酸盐无临床意义。

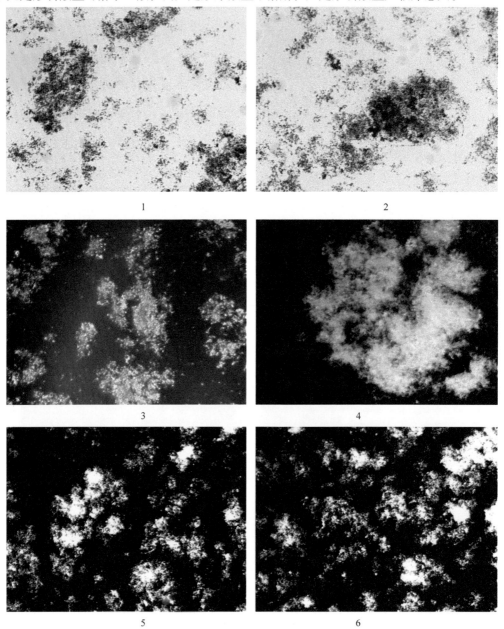

图 1-83　无定形磷酸盐（400×；3~6 为暗视野图片）

10. 尿液药物结晶 当磺胺类药物刚问世时，磺胺类药物结晶（sulfamide drug crystals）形成的沉淀会导致许多肾损害问题，较新的磺胺类药物溶解度更大，即使在酸性环境中也是如此，所以现在它们很少在尿中形成结晶。大多数磺胺类药物聚集成偏位的针束样，颜色可以是透明的或棕色的（图 1-84）。

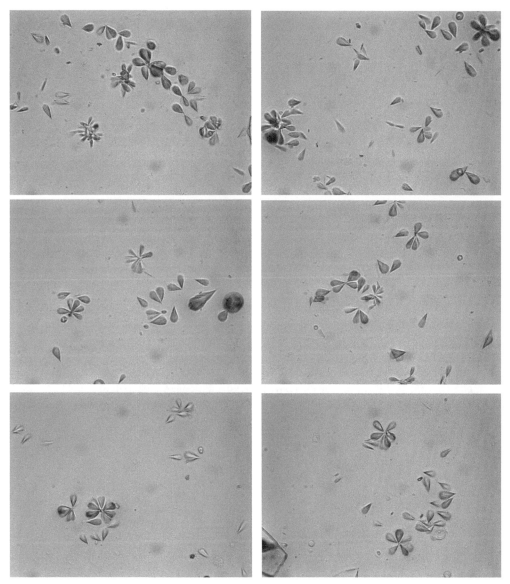

图 1-84 羽翼样或针束样磺胺类药物结晶，伴零星黄色、块状尿酸结晶（400×）

7.8.2 病理性结晶

1. 胆红素结晶 为胆红素代谢产物，通常表现为细针样小簇状排列，也可见颗粒状和板状（图 1-85）。这些结晶呈黄褐色，表明尿液中存在大量胆红素。胆红素结晶与化学检查有相关性，即只有当胆红素的化学筛查为阳性时，结晶才可能存在。胆红素结晶仅在酸性尿液中形成，当加入碱时，可以溶解，属于病理性结晶，见于梗阻性黄疸、急性重型肝炎、肝硬化、肝癌、急性磷中毒。

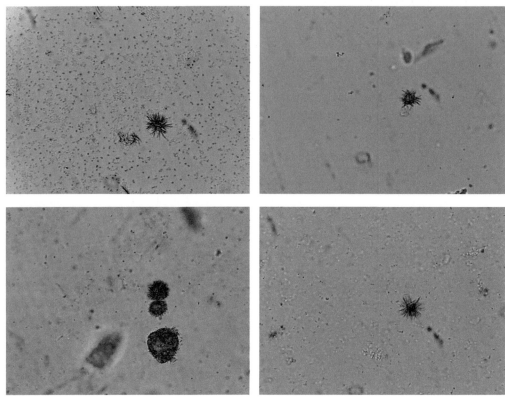

图 1-85 胆红素结晶未染色（400×）为黄褐色

2. 亮氨酸结晶和酪氨酸结晶 见图 1-86~ 图 1-89。酪氨酸结晶略带黑色，呈针状、束状排列（背景颜色引起的着色差异）。

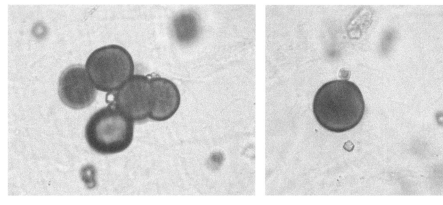

1   2

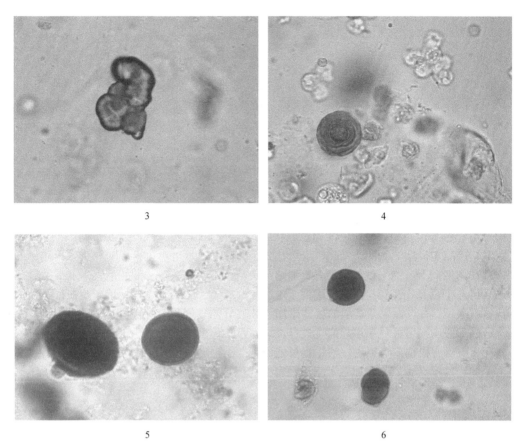

3

4

5

6

图 1-86 亮氨酸结晶（1000×）

1~4，亮氨酸结晶；5，6，亮氨酸结晶硫酸铜染色呈绿色（确证实验）

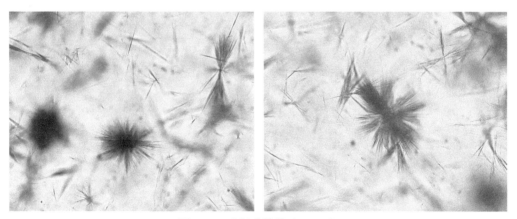

图 1-87 酪氨酸结晶（400×）

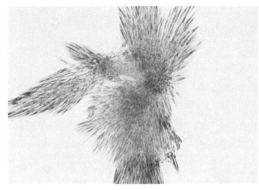
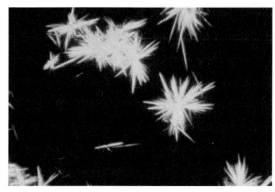

图 1-88　酪氨酸结晶　　　　　　　　　　　　图 1-89　偏振光下酪氨酸结晶

　　亮氨酸结晶高度折射，呈黄色至棕色球状。它们表面有同心圆或放射状条纹，可以类似脂肪球。酪氨酸结晶是极细的、针状结晶，呈簇状分布，针簇通常呈黑色，特别是在中心部位，但在胆红素存在的情况下可能呈现黄色。亮氨酸结晶可溶于热乙酸、热乙醇和碱，但不溶于盐酸，酪氨酸结晶可溶于氢氧化铵和盐酸，但不溶于乙酸。两者中，酪氨酸更常见于尿液中，因为它的溶解度比亮氨酸低。有时在含酪氨酸的尿液中加入乙醇可使亮氨酸结晶析出。这两类结晶一般出现在严重肝病如终末期肝硬化、重症病毒性肝炎、急性黄色肝萎缩、急性磷中毒患者尿中；在糖尿病性昏迷、白血病或伤寒等患者尿液中也可能出现；在罕见遗传性代谢紊乱患者中，这些氨基酸在血液中的浓度很高（氨基酸血症），导致肾脏排泄增加也可以出现。

　　3. 胆固醇结晶　见图 1-90。

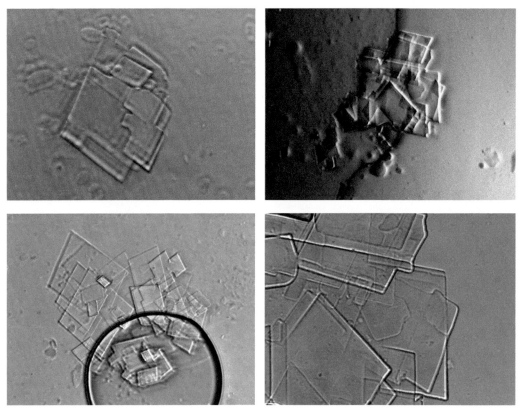

图 1-90　胆固醇结晶，湿片，未染色（1000×）

　　胆固醇结晶呈大的、扁平的、透明板状，缺角、散在或堆叠排列，可溶于氯仿、乙醚和热乙醇。有时，在尿液表面而不是在沉淀物中发现的胆固醇结晶呈薄膜状。尿液中出现胆固醇板状结晶表明组织过度分解，见于肾炎和肾病，可出现在乳糜尿中。形成乳糜尿的原因是胸或腹部的淋巴引流受阻，引起淋巴管破裂，淋巴液进入肾盂或泌尿道。淋巴道阻塞的原因包括肿瘤、腹腔淋巴结肿大和丝虫病。

　　4. 胱氨酸结晶　见图 1-91、图 1-92。

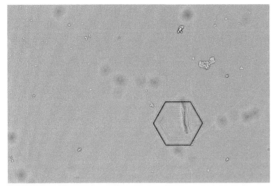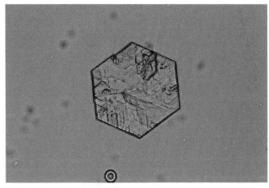

图 1-91　胱氨酸结晶，湿片，未染色（400×）

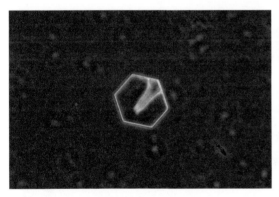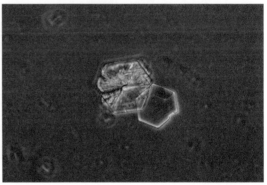

图 1-92　湿片，暗视野显微镜下胱氨酸结晶（400×）

　　胱氨酸结晶在尿液中很少见到，是无色、有折光性的六角形板状晶体，等边或不等边。它们可以单独出现，也可以相互重叠或成簇出现，一般在酸性尿（尿液 pH <6.0）中可见，不溶于乙酸、乙醇、丙酮、乙醚和沸水，可溶于盐酸和碱，特别是氨，再加乙酸后结晶可以重新析出。在氨中的溶解度有助于区分胱氨酸和无色六面的尿酸结晶。确认试验：加稀硫酸及卢戈氏碘液各 1滴，出现蓝绿色或绿色反应可确认。尿液中胱氨酸结晶可发生于胱氨酸尿症患者，胱氨酸结晶可形成结石。

　　胱氨酸尿症是一种常染色体隐性遗传性疾病，其特征在于尿液中存在高浓度的胱氨酸，导致在肾脏、输尿管和膀胱中形成胱氨酸结石，胱氨酸尿症是由 *SLC3A1* 和 *SLC7A9* 基因突变引起的，这些缺陷阻止了碱性或带正电荷的氨基酸（半胱氨酸、赖氨酸、鸟氨酸、精氨酸）再吸收，使得它们在尿中浓缩。随着尿中胱氨酸的水平增加，可形成典型的胱氨酸尿结晶，导致肾结石。

　　非晶形尿酸盐（钠、钾、镁和钙的尿酸盐）经常以非晶形、无定形形式存在于尿液中。这些无定形尿酸盐（amorphous urate）结晶呈黄色颗粒样，可溶于碱，加热 60℃溶解，无定形尿酸盐无临床意义。

5. 2,8- 二羟基腺嘌呤结晶（2,8-DHA 结晶） 见图 1-93。

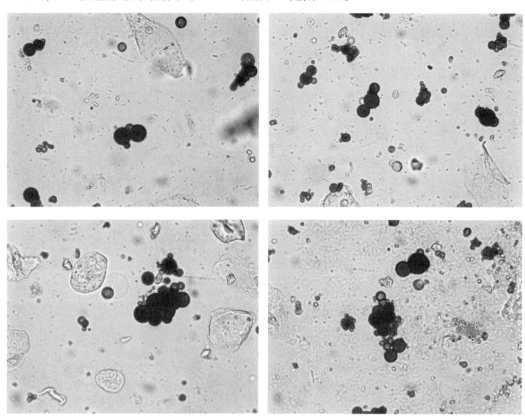

图 1-93 新生儿尿液中 2,8-DHA 结晶，呈棕褐色、油滴状，隐约可见纹理（400×，未染色）

6. 国外尿液结晶、结晶管型 见图 1-94~ 图 1-99。

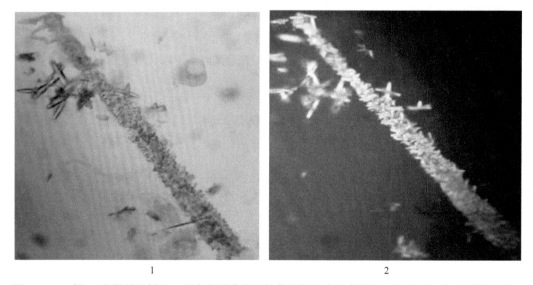

1   2

图 1-94 一例 52 岁男性乙烯乙二醇中毒导致的急性草酸钙肾病患者尿沉渣所见到的草酸钙结晶管型
1. 光镜下；2. 偏振光镜下

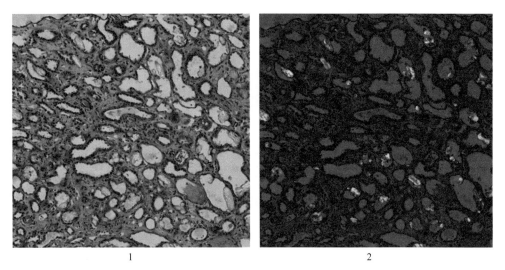

1 2

图 1-95 与图 1-94 同一病例肾脏组织活检，肾小管内可见到草酸钙结晶

1. 光镜下；2. 偏振光镜下

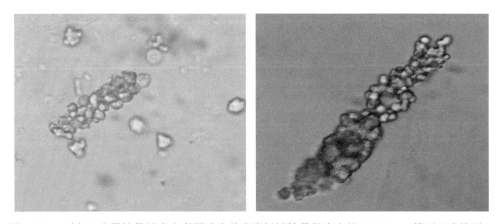

图 1-96 一例 56 岁男性骨髓瘤患者尿液中单克隆轻链结晶肾病中的 IgG kappa 管型（光镜下）

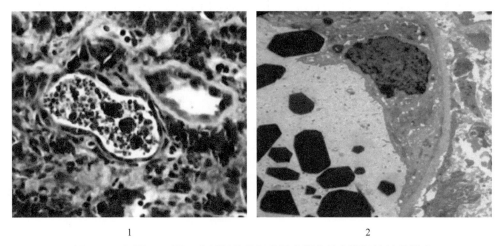

1 2

图 1-97 与图 1-96 同一病例肾脏组织学肾小管内单克隆轻链结晶管型

1. HE 染色，光镜下；2. 电镜下

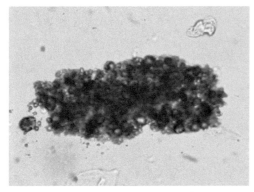
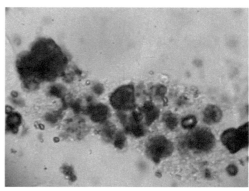

图 1-98　甲氨蝶呤结晶引起的急性肾损害（甲氨蝶呤结晶管型）

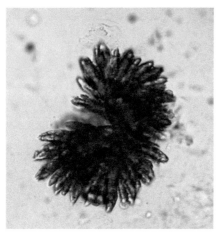
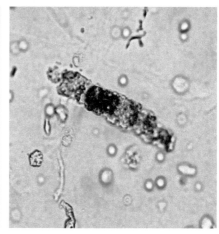

1　　　　　　　　　　　　　　2

图 1-99　磺胺嘧啶引起的急性肾损伤

1. 磺胺嘧啶结晶；2. 颗粒管型

　　生理性结晶多来自食物及机体正常代谢，多数情况下无临床意义，但如果大量存在，特别是沉积形成结晶管型时，要考虑到其对肾脏可能的损害，由于其参与结石的形成，了解其类型对了解结石的类型及制订治疗方案都有积极的意义。

　　7. 尿液少见形态或不明结晶　见图 1-100、图 1-101。

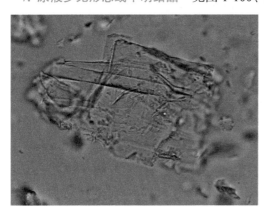
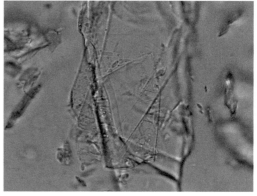

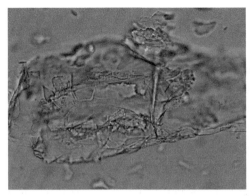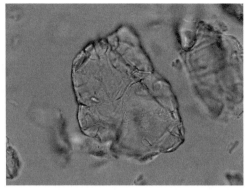

图 1-100　尿液破布样结晶，形态似胆固醇结晶（1000×，未染色）

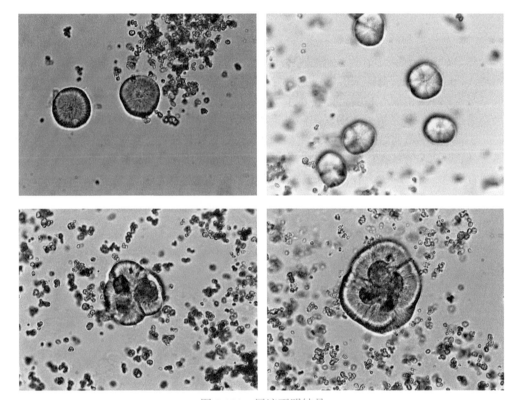

图 1-101　尿液不明结晶

淡黄色或黄色类圆形结晶，周边明显辐射状纹理，有的中央呈褐色，可疑特殊形态草酸钙结晶（1000×）

7.9　尿液管型

7.9.1　管型形成条件

管型尿一般由 T-H 蛋白、血浆蛋白、肾小管分泌物、变性的肾小管上皮细胞、白细胞、红细胞及其崩解产物所组成。与管型形成有关的因素包括尿流量明显减少、酸度增加、溶质浓度高及存在异常的离子或蛋白质成分。管型形成通常发生在远曲小管和集合管，因为在那里尿液达到最大浓度和酸化。管型具有几乎平行的侧面和圆形或钝形末端，其大小和形状因形成管型的小管而异。它们可以是卷曲的、直的或弯曲的，长度也可以不同。管型的宽度表示反应小管的直径。宽幅管型比普通管型宽 2~6 倍，形成于病理性扩张或萎缩的肾小管或集合管，宽幅管型常被称为肾衰竭管型。管型起源于肾脏，它们是内源性肾脏疾病的重要指标。可能存在管型的疾病包括肾小球损伤、肾小管损伤、肾损害和肾感染。管型基于其外观和所含细胞成分分类，可分为透明管型、红细胞管型、白细胞管型、上皮细胞管型、颗粒管型（粗颗粒管型和细颗粒管型）、蜡样管型和脂肪管型。传统的管型演变理论，即上皮细胞管型→粗颗粒管型→细颗粒管型→蜡样管型。管型基质内如果存在 3 个以上的红细胞、白细胞、肾小管上皮细胞、巨噬细胞、脂肪颗粒，就分别定义为红细胞管型、白细胞管型、上皮细胞管型、巨噬细胞管型、脂肪管型。国内专家认为1/3 以上的细胞成分才认为是细胞管型。管型的基质中如果混入 1/3 以上的颗粒成分，定义为颗粒管型，不足 1/3 定义为透明管型。蜡样管型是像蜡一样均质不透明的管型，意味着肾小管长期闭塞。科学家认为由于颗粒管型的颗粒变性进一步恶化、血浆蛋白被吸收入基质内发生聚集而形成蜡样管型。在蜡样管型和颗粒管型中可见到宽幅管型，意味着肾小管扩张导致管径变粗从而在管腔内形成管型，见于严重的肾脏疾病。

7.9.2　尿液管型类型及临床意义

1. 透明管型　透明管型（hyaline cast）无色，折射率低，最常见的是伴随剧烈运动、应激、脱水、发热，可伴随尿液中其他病理性管型出现。透明管型主要由 T-H 蛋白组成，也有少量白蛋白参与，是构成各种管型的基质管型。透明管型形态多种多样，通常为两边平行、两端钝圆、平直或略弯，表面光滑或有皱褶，有时可有少许颗粒黏附其中。但也有形态较大的，最长能伸展至几个高倍视野。在正常成人浓缩尿中偶见透明管型（0~1 个 /LP），剧烈运动、发热、心功能不全时，尿液中可见透明管型少许增多。尿液中的透明管型明显增多见于急慢性肾小球肾炎、急性肾盂肾炎、肾病综合征、肾淤血、恶性高血压、肾动脉硬化和肾淀粉样变等。急性肾小球肾炎时，透明管型常与其他管型并存于尿液中（图 1-102）。

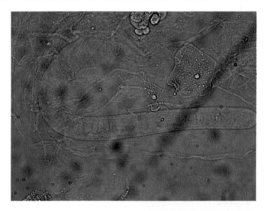
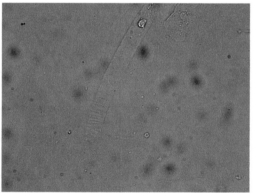
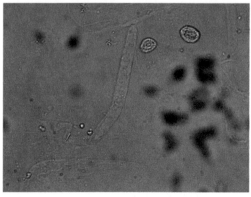

图 1-102　透明管型，颗粒占整体管型 <1/3（1000×）

2. 颗粒管型 图 1-103、图 1-104 采自一 ICU 晚期孕妇的尿液，临床诊断为 HELLP 综合征 (hemolysis elevated liver enzymes and low platelets syndrome)。HELLP 综合征是以溶血、肝酶升高和血小板减少为临床表现的综合征，由 Weinstein 于 1982 年首先命名，是妊娠期高血压疾病的严重并发症之一，可以引起急性肾损伤。

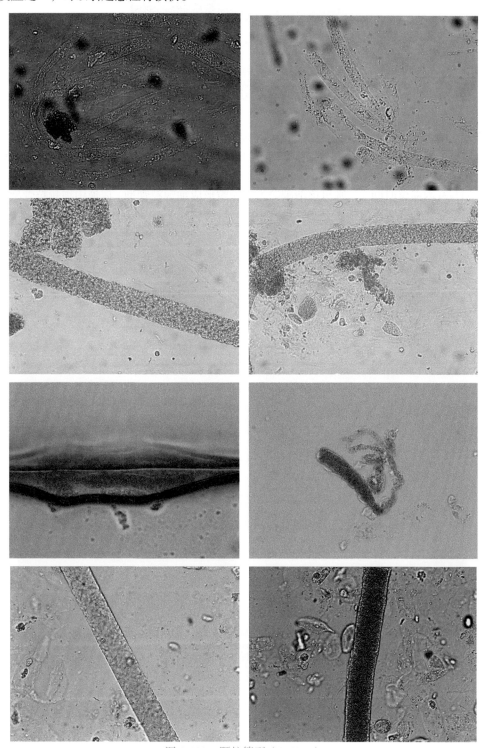

图 1-103 颗粒管型（1000×）

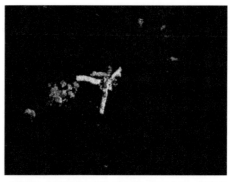

图 1-104　暗视野下颗粒管型排列成特殊形态（暗视野，400×）

颗粒管型的基质物中含有颗粒。颗粒来自破碎变性的细胞残渣，如肾小管上皮细胞、红细胞、白细胞、变性蛋白质、脂肪小粒和类脂质颗粒等。其形态比透明管型短且宽，呈淡黄褐色或暗褐色，易折断，有不规则的后端，根据管型里所含颗粒的大小分为粗、细颗粒管型两种。粗颗粒管型如在肾内滞留时间长，则可逐渐破碎为细颗粒形成细颗粒管型。尿液中细颗粒管型的出现和增多，提示肾脏有实质性损害，尤其是肾小管有器质性病变。常见于急慢性肾小球肾炎、肾病综合征、肾小管硬化症、药物中毒、肾单位淤滞的患者。

3. 红细胞管型　为蛋白基质中嵌入红细胞所形成，管型微带黄褐色，其中红细胞常互相粘连、无明显的细胞界线。红细胞管型（red blood cell cast）是指肾性血尿，通常是病理性的。它们通常是肾小球疾病的诊断标准，见于急性肾小球肾炎、狼疮性肾炎、Goodpasture 综合征、肾外伤。红细胞管型也可出现于肾梗死、严重肾盂肾炎、肾静脉血栓形成。管型在蛋白基质中可能仅含有少量红细胞，或者许多细胞紧密堆积在一起，无可见基质。如果红细胞仍完好无损，轮廓仍可辨别，则管型称为红细胞管型，如果管型已退化为红棕色颗粒，则称为血红蛋白或血液管型（图 1-105）。

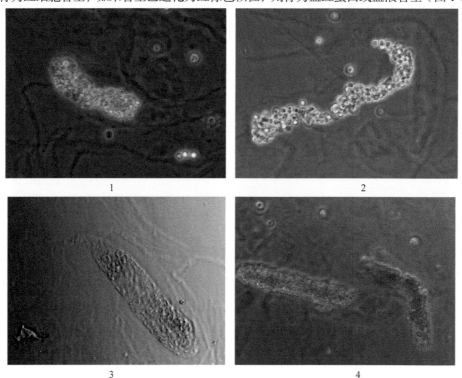

1　　　　　　　　　　　　2

3　　　　　　　　　　　　4

图 1-105　红细胞管型

1，2.相差镜下采图，1000×；3，4.明场镜下采图，1000×

4. 白细胞管型（white blood cell cast） 存在于肾脏感染和非感染性炎症中，可见于急性肾盂肾炎、间质性肾炎和狼疮性肾炎，也可出现在肾小球疾病中。管型中的白细胞数量可能很少，或者有许多细胞紧密聚集在一起（图1-106）。

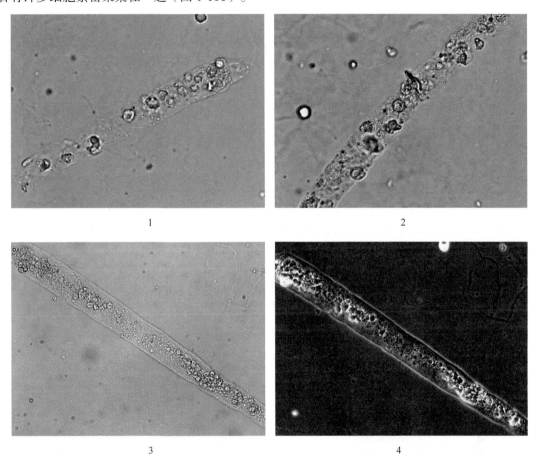

图1-106 男，27岁，蛋白2+，潜血3+。白细胞管型，管型中白细胞散在或聚集分布（1000×，1~3.普通光镜采图，4.暗视野采图）

5. 肾小管上皮细胞管型 见图1-107。

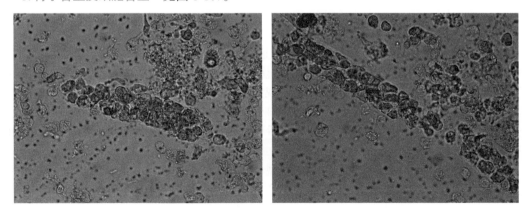

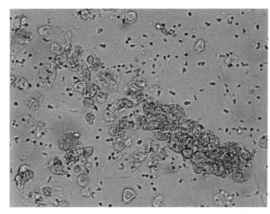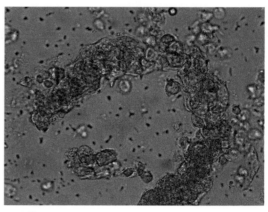

图 1-107 肾小管上皮细胞管型（1000×）

当单纯形态与白细胞管型不好区分时可行过氧化物酶染色鉴别。

肾小管上皮细胞管型中充满或半充满肾小管上皮细胞，肾小管上皮细胞可见退化、变性、坏死，肾小管上皮细胞及肾小管上皮细胞管型脱落，可见于急性肾小管坏死、毒素反应、高热、子痫、重金属和化学物品中毒等患者尿液中。

6. 血液管型　血液管型的基质中含有破裂的红细胞及血红蛋白，呈褐色。血液管型的出现，表明有血液流入肾小管，形成以红细胞为主的管型，提示肾脏有出血性疾病。常见于急性出血性肾炎、异型输血引起的溶血、血红蛋白尿等患者的尿液中（图 1-108）。

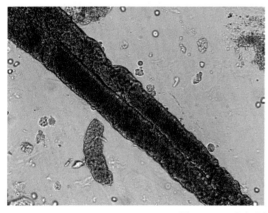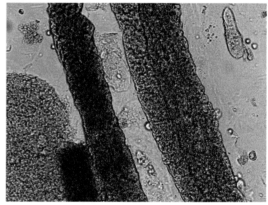

图 1-108　血红蛋白管型（1000×）
一例 HELLP 综合征孕妇尿液所见，提示血管内溶血，图中还可见颗粒管型

在尿中发现红细胞表明出血来自泌尿生殖道内的一个区域，红细胞管型更具特异性，显示肾单位内出血。红细胞管型主要与肾小球的损伤（肾小球肾炎）有关，与肾小球损伤相关的红细胞管型通常与蛋白尿和变形红细胞相关。出现大量血红蛋白尿或肌红蛋白尿时，可观察到均匀的橘红色或红棕色管型，还可能观察到代表血红蛋白降解产物（如高铁血红蛋白）的颗粒状、脏的棕色管型。它们与急性肾小管坏死有关，后者常由大量血红蛋白尿的毒性作用引起，可导致肾衰竭。

7. 蜡样管型（waxy cast）　为短而宽的管型，末端钝圆或破碎，边缘常有裂纹，外表呈蜡样均质不透明。据推测，蜡样管型是由颗粒管型变性引起的。蜡样管型代表极端的尿液淤滞，表明慢性肾衰竭。蜡样管型常见于严重慢性肾衰竭、恶性高血压、肾淀粉样变和糖尿病肾病患者，也可见于急性肾小球肾炎、肾同种异体移植排斥反应患者。

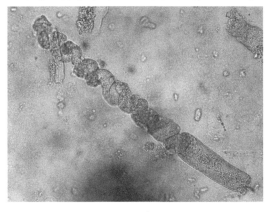
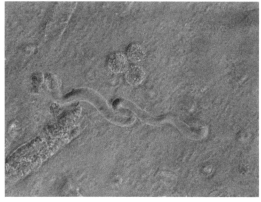

1
2

图 1-109　蜡样管型

1.基质中含少量颗粒，1000×；2.相差镜，400×

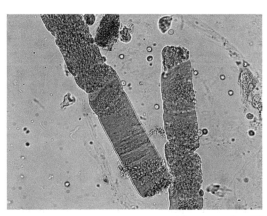
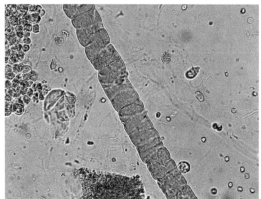

图 1-110　肠型蜡样管型（1000×）

左图显示颗粒管型向蜡样管型转化

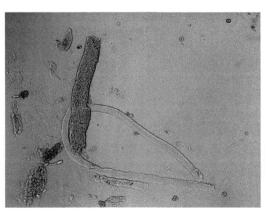
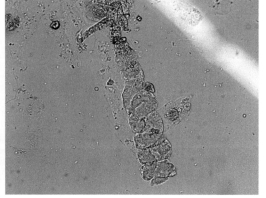

1
2

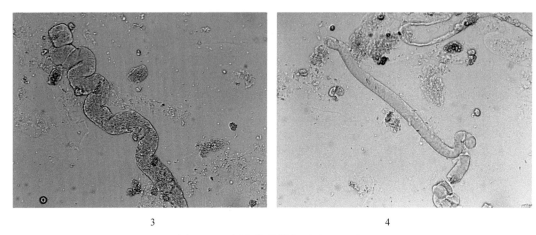

3　　　　　　　　　　　　　　4

图 1-111　扭曲的蜡样管型（400×）

1.蜡样管型和颗粒管型一起出现；2~4.扭曲折叠的蜡样管型

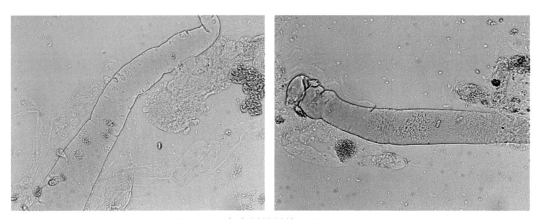

图 1-112　象鼻样蜡样管型（1000×）

8.蛋白管型　蛋白管型来自血浆蛋白，组成的蛋白质种类很多，可以是纤维蛋白、清蛋白、结合珠蛋白、转铁蛋白、免疫球蛋白、本周蛋白等，管型内结构呈球块状堆叠，可见于糖尿病患者，多发性骨髓瘤患者可见本周蛋白管型，全身淀粉样病变时可见淀粉样蛋白管型（图 1-113）。

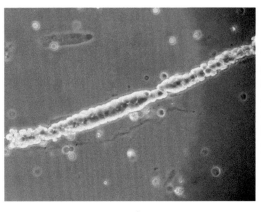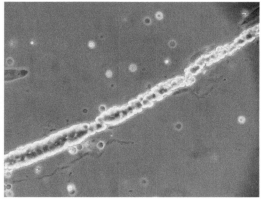

1　　　　　　　　　　　　　　2

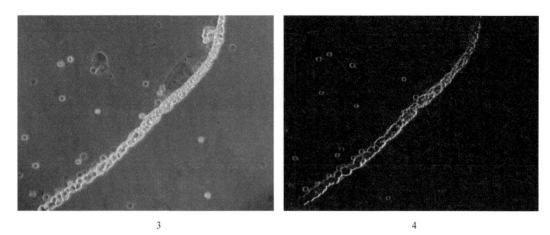

3　　　　　　　　　　　　　4

图 1-113　蛋白管型（1~3，相差显微镜；4，暗视野图片；400×）

9.宽幅管型　任何管型都可以形成宽幅管型，但以颗粒管型和蜡样管型为多见。宽幅管型，超过 60μm 以上，形成于病理性扩张或萎缩的肾小管或集合管，通常被称为肾衰竭管型，宽幅管型如蜡样管型代表极端的尿液淤滞。宽幅管型在尿液中出现，提示肾脏局部有严重的尿液滞留，致使肾小管扩张形成粗大管型，常见于肾功能不全患者的尿液中；在异型输血后溶血、急性肾衰竭时，常见褐色宽大的血红蛋白管型在尿液中出现（图 1-114）。

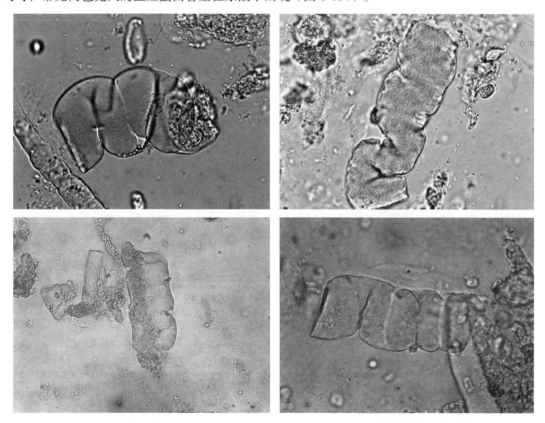

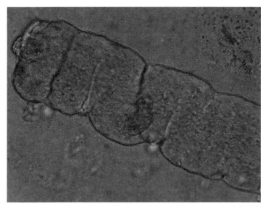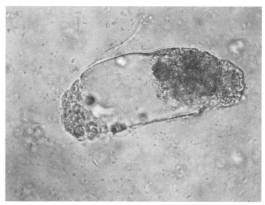

图 1-114 宽幅蜡样管型（1000×）

10. 结晶管型 也称盐类管型，管型基质中含有各类结晶。此类管型的形成与尿液的 pH、温度、结晶饱和度、胶状物质的浓度相关，结晶管型常见草酸钙或尿酸结晶（图 1-115）。

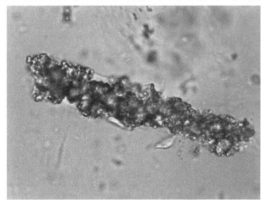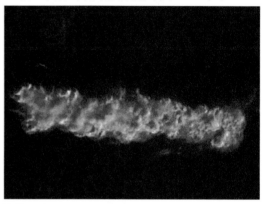

图 1-115 尿液结晶管型（400×）

左图：普通明场显微镜采图；右图：相差显微镜采图

11. 混合管型 指管型中含有红细胞、白细胞、肾小管上皮细胞和颗粒两种或两种以上者。混合管型的外形与颗粒管型相似。混合管型的出现，表示肾小球肾炎反复发作，肾内毛细血管出血和血管坏死。常见于肾移植急性排斥反应、活动性肾小球肾炎、肾病综合征进展期、缺血性肾坏死、狼疮性肾梗死等患者的尿液中。在急性肾排斥反应时，可见到肾小管上皮细胞与淋巴细胞的混合管型。

12. 重叠管型 见图 1-116。

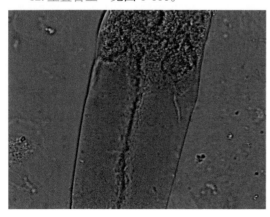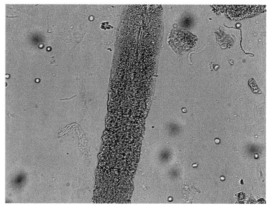

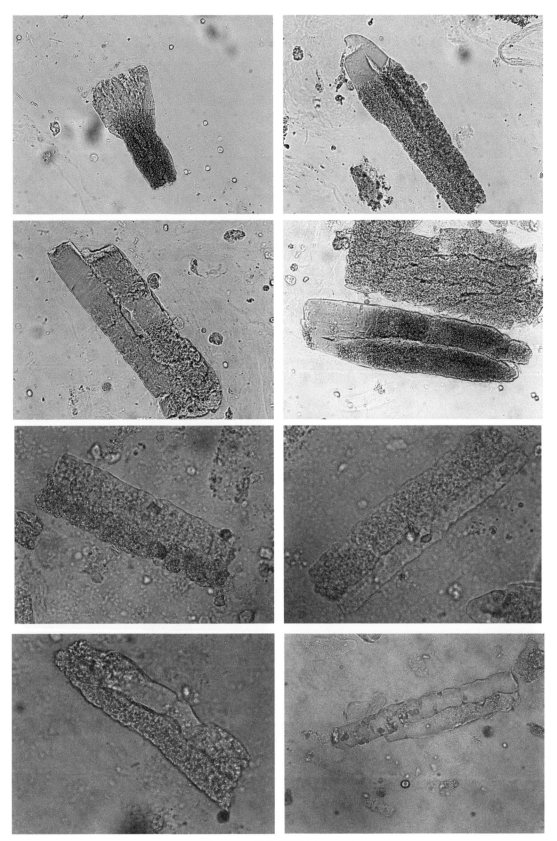

图 1-116　重叠管型（1000×）

13. 嵌套管型　可以有透明管型嵌套颗粒管型或透明管型嵌套细胞管型等多种形态，狼疮性肾炎的早期尿液中出现抗核糖体抗体时及中晚期病程中可见此类管型（图1-117）。

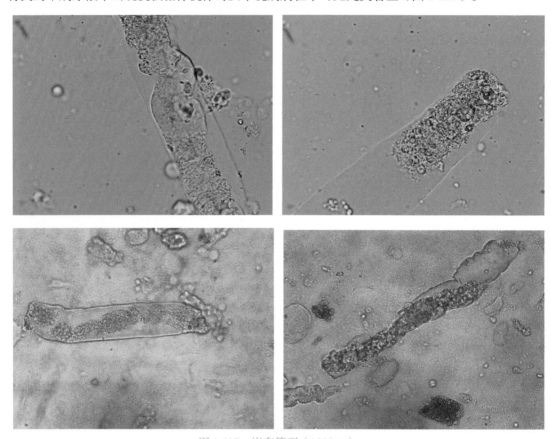

图1-117　嵌套管型（1000×）

14. 渐变管型　见图1-118。

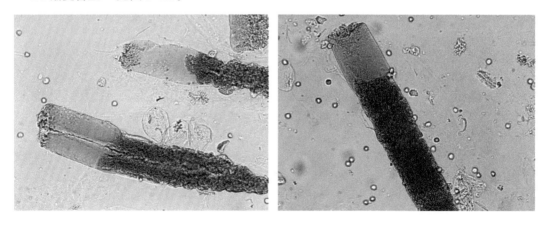

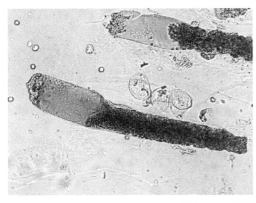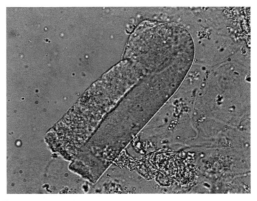

图 1-118　渐变管型（1000×）

15. 脂肪管型　见图 1-119。

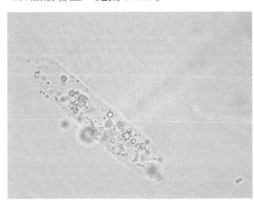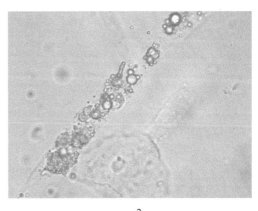

1　　　　　　　　　　　　　　　　　　　　2

图 1-119　脂肪管型（1. 400×；2. 1000×）

　　脂肪管型（fatty cast）是包含游离脂肪滴或椭圆形脂肪小体的管型。这些管型可能仅含有少量脂肪滴，或者管型可能几乎完全由各种大小的脂肪滴组成。如果脂肪是胆固醇，在偏振光下将表现出一种特征性的马耳他十字（图 1-120）。由三酰甘油组成的液滴不会极化，但会被苏丹红Ⅲ或油红 O 染色。常见于肾病综合征，可出现于糖尿病肾小球硬化症、脂性肾病、慢性肾小球肾炎、狼疮性肾炎、毒性肾病等患者的尿液中。

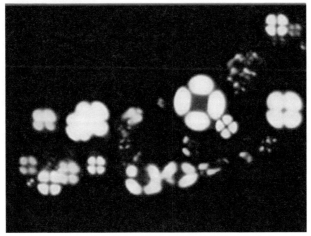

图 1-120　偏振光显微镜下观察到的马耳他十字

不规则管型（irregular cast），其外形似长方形透明管型样物体，边缘呈锯齿样凸起，凸起间隔距离规律似木梳。不规则管型可作为上泌尿系统感染的指标。

16. 黄染管型 管型中充满各种细胞或颗粒，被染成黄色或棕黄色，通常被称为黄染管型，其命名仍按原有包含物命名，多见于黄疸患者的高胆红素尿液中（图 1-121）。

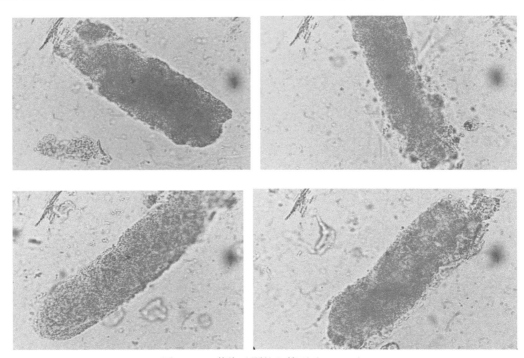

图 1-121 黄染（颗粒）管型（1000×）

17. 其他管型 见图 1-122。

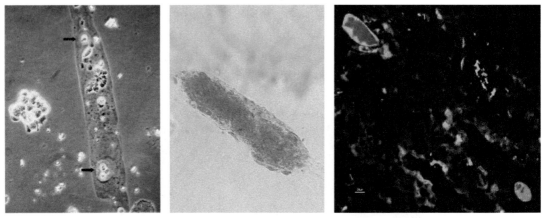

图 1-122 左图为 13 岁艾滋病患儿尿液，管型中包含 2 个隐球菌孢子（400×），相差显微镜；中图为严重恶性疟原虫感染后引发的胆汁黄染管型（400×）；右图为骨髓瘤移植患者肾组织管型中直接免疫荧光染色强阳性的 λ 轻链蛋白

7.10 尿液真菌

尿液真菌见图 1-123~ 图 1-125。

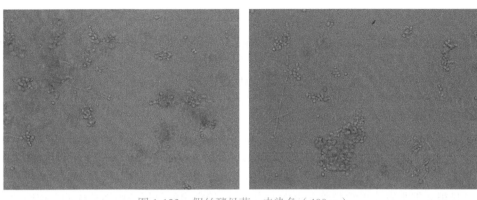

图 1-123　假丝酵母菌，未染色（400×）

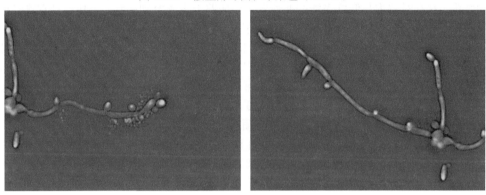

图 1-124　假丝酵母菌，未染色，蓝色背景（1000×）

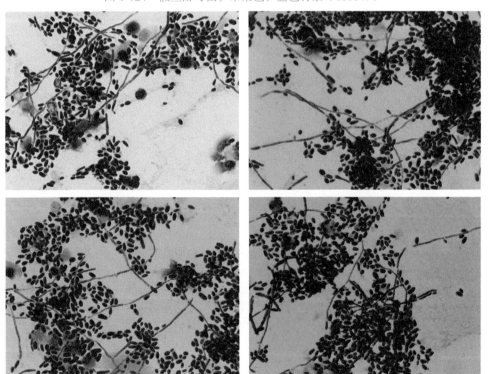

图 1-125　尿液假丝酵母菌，瑞氏 - 吉姆萨染色（1000×）

图 1-123~ 图 1-125 细菌培养结果为克柔假丝酵母菌。

7.11　尿液脱落细胞

1.尿液脱落细胞标本采集　方式有自然排尿、导尿管采集和膀胱镜术中采集等多种方式。无论用哪种方式都必须尽快送检,越快越好。从样品收集到制备最好在4h之内完成。虽然用冰箱(4℃)保存可使适检期延长数小时到数天,但标本质量会有不同程度的降低。

（1）自然排尿：是最常见的尿标本采集方法,其优点在于可监测从肾到尿道的全程而且取样方便,容易被患者接受。但它存在细胞量少、细胞退变严重的缺点。尿路上皮细胞的生存期为1年,正常情况下不应有大量细胞脱落,脱落细胞增加常提示存在结石、损伤、炎症或肿瘤。晨尿中的上皮细胞因在体内停留时间较长不作推荐,送检次数以在2周内送3次为佳。

（2）导尿管采集：其优点是细胞量多,污染机会少,细胞形态的保存也较自然排出尿好。一个缺点是很多细胞属非正常脱落而出现人为假象,较突出的是轻微摩擦造成的上皮碎片可折叠形成假乳头,它有时较难与低度潜能的恶性乳头状尿路上皮癌鉴别;另一个缺点是它跳过尿道取样对这一段的尿道无法监测,而尿道残留病变正是很多膀胱内化疗失败的原因。

（3）膀胱镜术中采集：是膀胱镜检查/活检的一个补充,除了直接收集膀胱中尿液外还可用刷取和生理盐水冲洗的方法收集膀胱及膀胱以上部位的泌尿道细胞。它的优点是可以在直接看到病变的情况下取样,这是以上两种方式都不可取代的。它的缺点是不方便、不舒服、不便宜,容易引起感染和肿瘤扩散,而且会漏掉尿道病变。其标本的特点与导尿管采集类似,一个是阳性率更高,另一个是不能涵盖尿道病变,所以必须再同时收集一个自然排尿标本。

2.尿液脱落细胞标本制备　沉淀至少50ml尿液,置于50ml尖头离心管,1500r/min,离心5min,倾去上清液,将底部沉渣轻轻混匀,吸取适量涂片,两张于潮湿状态下置于95%乙醇溶液中固定行HE染色,两张于空气中干燥行瑞氏染色。

3.尿液脱落细胞报告语言　见表1-2、表1-3。

表1-2　巴黎泌尿细胞学报告系统的诊断分类

1. 非诊断性/不满意
2. 高级别尿路上皮癌(NHGUC)阴性
3. 非典型尿路上皮细胞(AUC)
4. 可疑高级别尿路上皮癌(SHGUC)
5. 高级别尿路上皮癌(HGUC)
6. 低级别尿路上皮肿瘤(LGUN)
7. 其他：原发性和继发性恶性肿瘤和其他病变

表1-3　巴黎泌尿细胞学报告系统中异常细胞形态学标准的比较

类别	核质比(1)	核着色(2)	染色质边缘/核膜(3)	染色质性状(4)	必须满足的主要特征	次要特征
AUC[a]	>0.5	类似于伞状细胞或深染/非常深染	细而均匀或形状和厚度不均匀	细颗粒状或粗糙结块	(1)	目标细胞具有除特征(1)之外,还需具有(2)~(4)特征之一
SHGUC[b]	>0.7	非常深染	形状和厚度不均匀	粗结块	(1),(2)	(3)、(4)(以上至少一项必须是确定的第三个特征)

类别	核质比（1）	核着色（2）	染色质边缘/核膜（3）	染色质性状（4）	必须满足的主要特征	次要特征
HGUC[b]	>0.7	非常深染	形状和厚度不均匀	粗结块	（1），（2）	（3），（4）（以上至少一项必须是确定的第三个特征）

注：a. 仅需 1 个次要特性；b. 唯一的区别是数量，SHGUC 为极少数细胞，5~10 个细胞；HGUC 为少数细胞。

需要明确一个重要概念：细胞核质比，为细胞核面积与整个细胞面积的比值而不是细胞核直径和最宽处胞质的比值（图 1-126）。

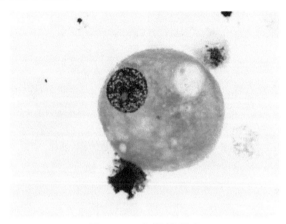

图 1-126　细胞核质比

7.11.1　反应性改变尿液脱落细胞

反应性改变尿液脱落细胞见图 1-127~ 图 1-133。

图 1-127，临床行导尿术，送检尿液标本约 500ml，低速离心后涂片、自然干燥、瑞氏 - 吉姆萨染液染片。细胞有退行性变，核多少不一，核着色较浅，有的可见核仁，核仁较小、多少不一、浅蓝染，核膜不厚、均匀，有的核呈空泡样变。易见成团脱落的细胞，核呈圆形、椭圆形、梭形，排列稍显紊乱，核不深染，胞质可见细小空泡。由于影像学并不能给出明确恶性的提示，后输尿管镜探查也未发现异常。临床决定定期复查、随访。3 个月后尿常规检查红细胞为阴性，尿液脱落细胞检查仅见零星的移行上皮细胞、未见成团细胞、未见可疑细胞。6 个月后复查影像学，输尿管狭窄处消失、背部疼痛消失、肾区叩痛消失，患者一般状况良好。回顾病程，考虑输尿管良性病变。

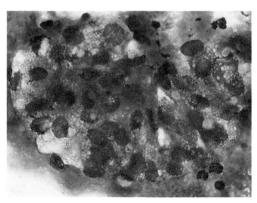

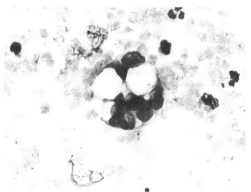

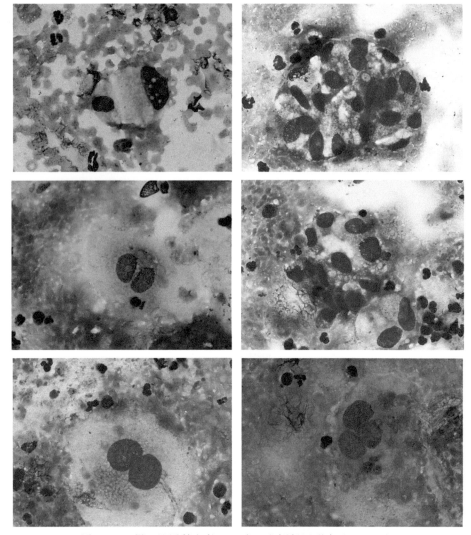

图 1-127　男，泌尿科患者，69 岁，左侧肾区叩痛（1000×）

　　图 1-128~ 图 1-131，采自一 29 岁血尿患者（2017 年病例），对于年轻人，诊断癌的风险太大，关于尿液细胞学的判读，病史极其重要。形态看，细胞退变明显，外力（放置支架）引起细胞成团脱落，细胞虽有空泡、退变、核异形性等改变，但不够高级别尿路上皮癌或腺癌的判读标准。结合放置支架前的形态学更提示本例不是腺癌，而是上皮细胞受外力刺激后的异形性改变。2019 年 6 月 22 日回访患者，患者再未发现血尿，也无不适。

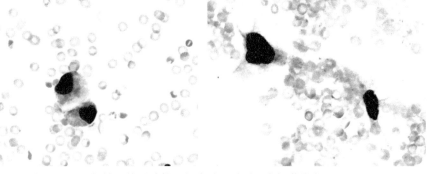

图 1-128　左侧输尿管下端软组织病灶（瑞氏 - 吉姆萨染色，1000×）

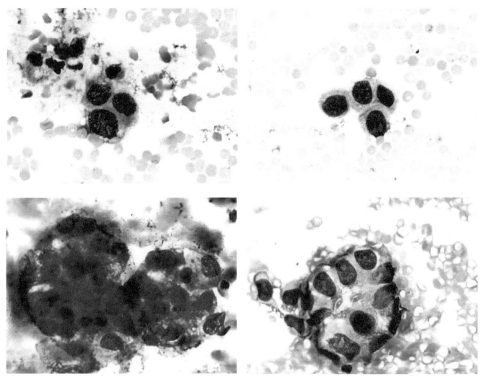

图 1-129 尿路放置支架后 3 天，取样送检，可见核质比增大的散在细胞，染色质颗粒状，有异形性，以及多量成团的细胞，核染色质略粗，核质比增大或略增大，有的可见明显的淡染的核仁（瑞氏 - 吉姆萨染色，1000×）

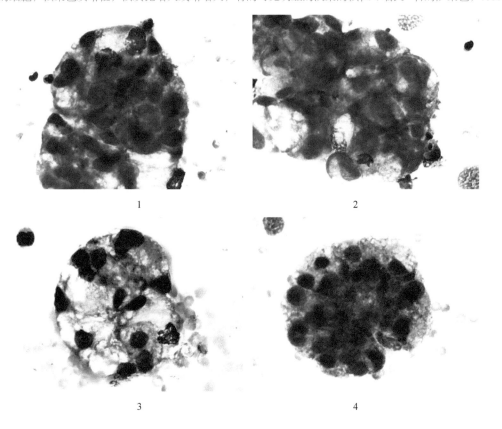

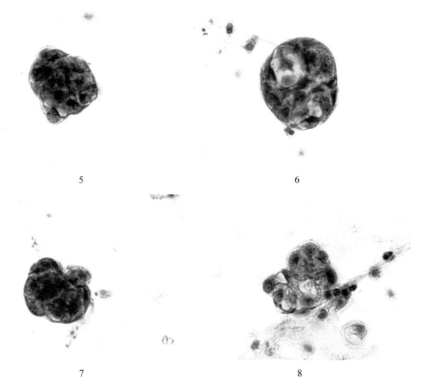

5　　　　　　　　　6

7　　　　　　　　　8

图 1-130　放置尿路支架后 1 周，第 3 次送检仍可见多量成团，核大小不甚均一，特别是巴氏染色图片，核染色质深染，球团性排列，非常容易过诊断为腺癌（1~4.瑞氏 - 吉姆萨染色，1000×；5~8.巴氏染色，1000×）

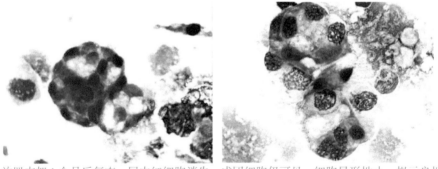

图 1-131　放置支架 1 个月后复查，尿中红细胞消失，成团细胞仍可见，细胞异形性小，提示良性上皮细胞团（瑞氏 - 吉姆萨染色，1000×）

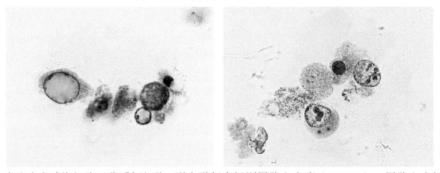

图 1-132　多瘤病毒感染细胞又称诱饵细胞，形态酷似高级别尿路上皮癌（HGUC），尿路上皮细胞模糊的匀质样核染色质是多瘤病毒感染的特征。但其胞质有时会露出欺骗者的"尾巴"，其核有时会偏位，胞质会形成"彗尾"样或"水滴样"（SM 染色，1000×）

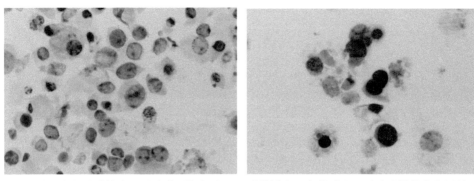

图 1-133 左图尿液细胞学检查显示许多诱饵细胞，显示核增大，高核质比，毛玻璃样核内包涵体，染色质边聚；右图诱饵细胞 SV-40 免疫染色显示强的核阳性（400×）

7.11.2 尿液肿瘤细胞

尿液肿瘤细胞相关图与诊断方式见图 1-134~ 图 1-152。

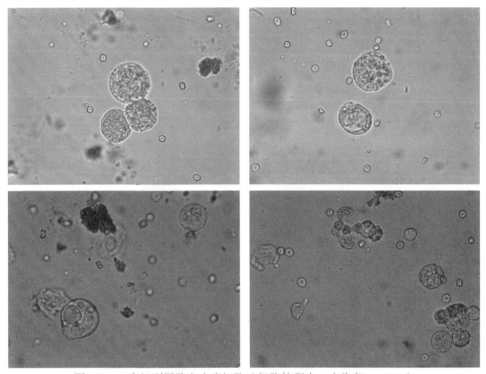

图 1-134 高级别尿路上皮癌细胞（细胞体积大，未染色，400×）

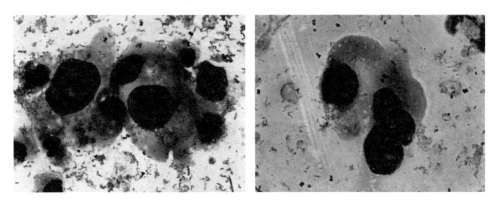

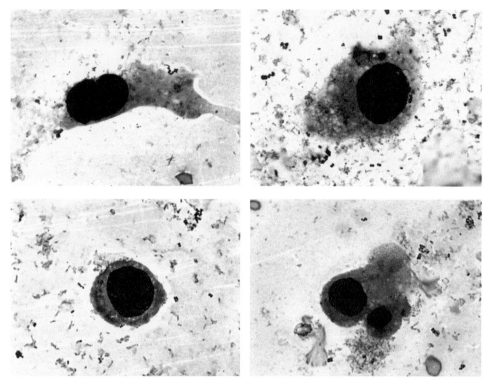

图 1-135　高级别尿路上皮癌细胞：核质比增大，核染色质增粗、核边不光滑（1000×）

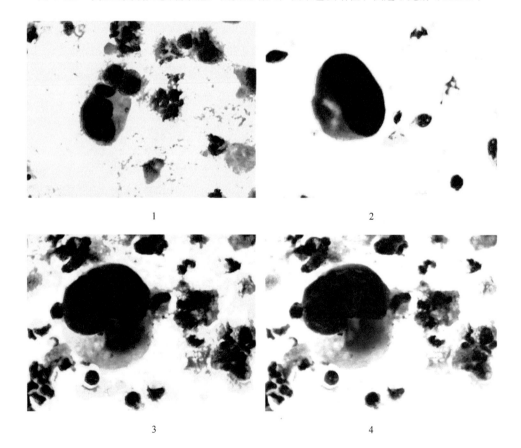

1

2

3

4

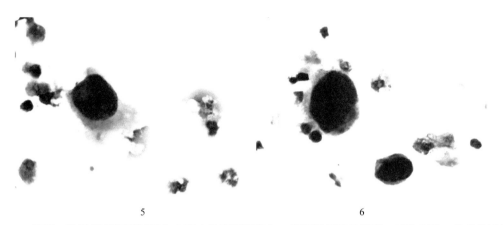

5   6

图 1-136　肾盂 - 输尿管高级别尿路上皮癌（为病理证实），癌细胞核质比增高，核边不整，染色质增粗且
分布不均，异形性明显（1000×。1~3.瑞氏染色；4~6.黑白照片）

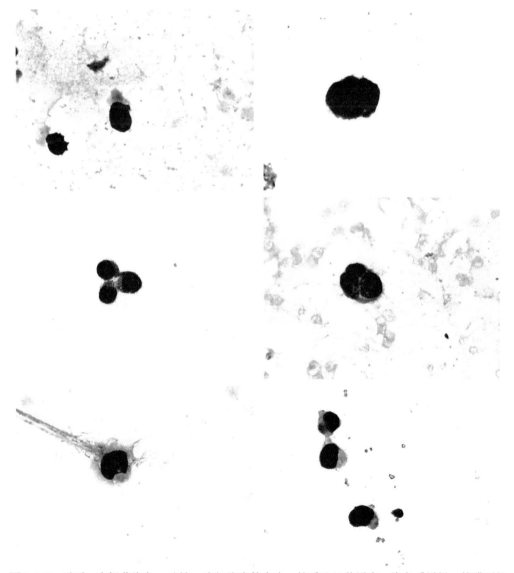

图 1-137　瑞氏 - 吉姆萨染色，油镜，癌细胞中等大小，核质比显著增高，染色质增粗、核膜不整

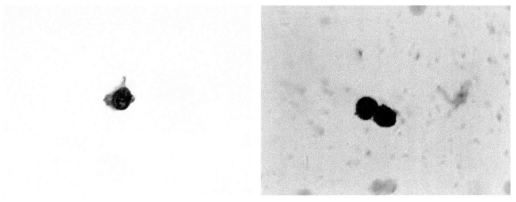

图 1-138　HE 染色，油镜，癌细胞核质比大，染色质质点分布不均，恶性特征明显，本例为老年男性尿液脱落细胞，后病理证实为高级别尿路上皮癌

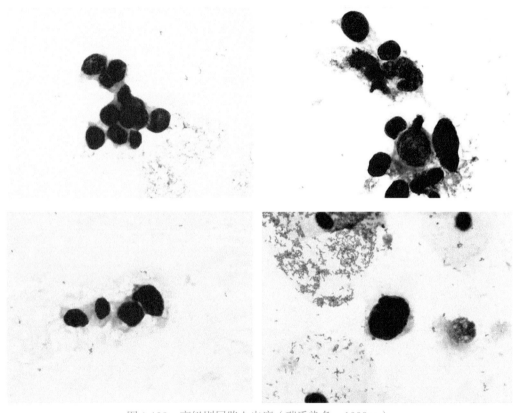

图 1-139　高级别尿路上皮癌（瑞氏染色，1000×）

肿瘤细胞大小不一，核质比高，核深染，染色质粗糙，核膜不规则，异形性明显形态，诊断高级别尿路上皮癌细胞。CT 示左侧输尿管盆段腔内见软组织密度影，明显强化，长约 20mm，排泄期呈低密度充盈缺损，强化段以上输尿管及肾盂扩张明显，壁增厚，考虑输尿管癌可能

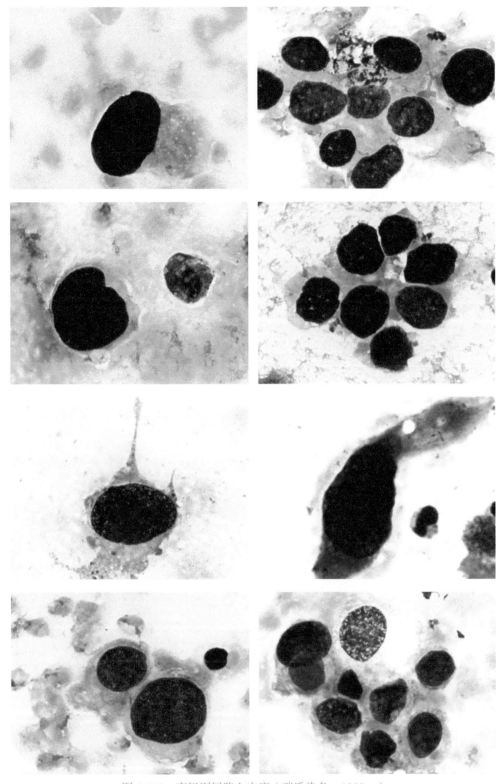

图 1-140　高级别尿路上皮癌（瑞氏染色，1000×）

患者，男，68岁，血尿，CT示右侧肾窦内占位，考虑肾盂癌可能。尿液脱落细胞示核质比增大、染色质粗糙，考虑高级别尿路上皮癌。后病理证实为高级别尿路上皮癌

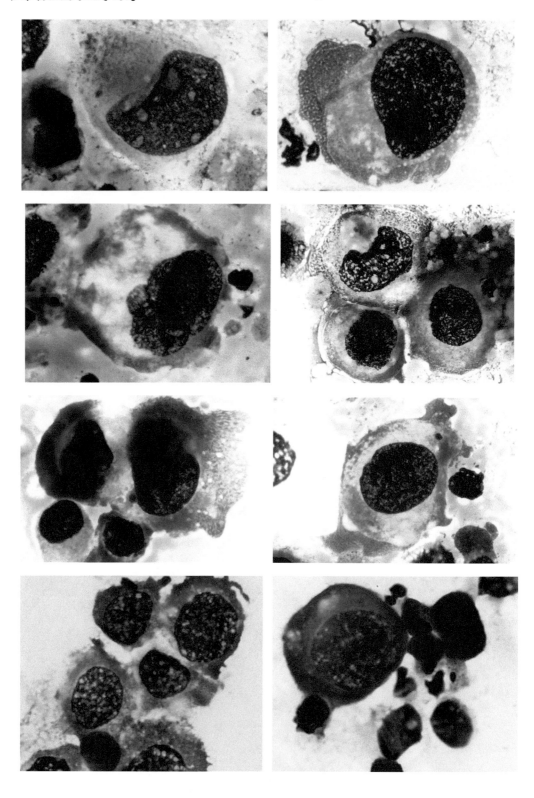

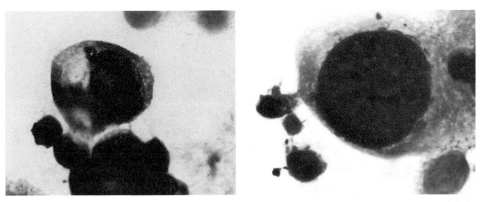

图 1-141 尿液肿瘤细胞，癌细胞胞体巨大，核质比增高，染色质增粗且分布不均，有的可见大核仁，异形性明显（1000×）

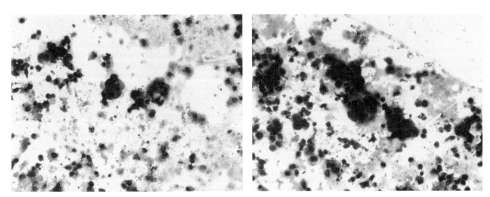

图 1-142 尿液恶性肿瘤细胞：成团分布（瑞氏 - 吉姆萨染色，400×）

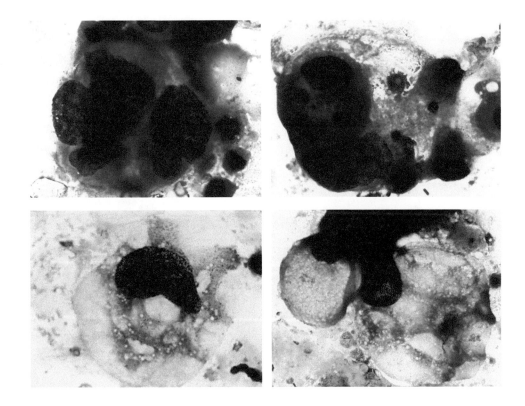

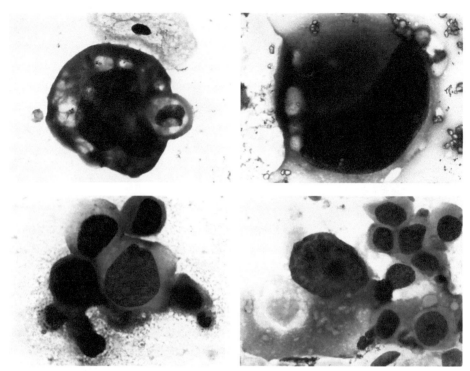

图 1-143　尿恶性肿瘤细胞：癌细胞单个或成团分布，核大小差距大，核染色质粗、分布不均、核膜不整，部分肿瘤细胞可见核仁（瑞氏 - 吉姆萨染色，1000×）

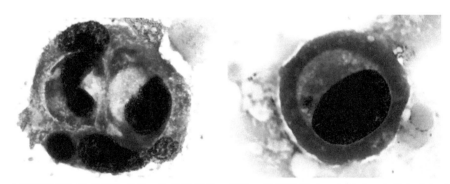

图 1-144　左图示肿瘤细胞的封入现象，染色质粗糙、深染、异形性明显；右图示巨大体积癌细胞，染色质粗糙、结块，异形性明显。核旁可见半月形空晕（1000×）

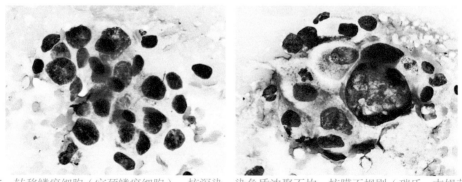

图 1-145　转移鳞癌细胞（宫颈鳞癌细胞），核深染，染色质浓聚不均，核膜不规则（瑞氏 - 吉姆萨染色，1000×）

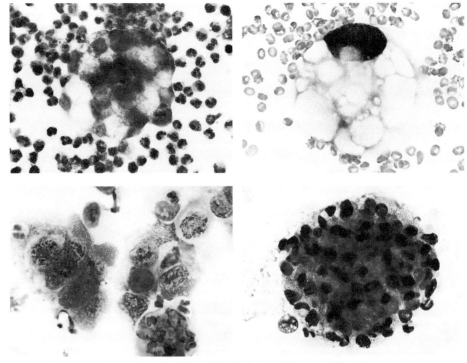

图 1-146 转移腺癌，肿瘤细胞团簇状分布（瑞氏 - 吉姆萨染色，1000×）
前两幅为卵巢癌膀胱浸润，后两幅为前列腺癌细胞

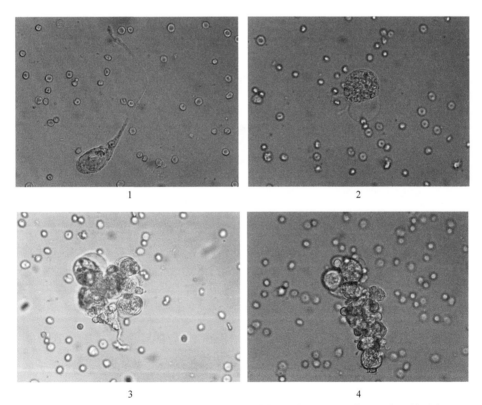

图 1-147 1.尿液湿片，未染色，蝌蚪样细胞，背景是新鲜红细胞；2.细胞体积巨大，核增大；3~4.细胞成团簇状排列（400×）

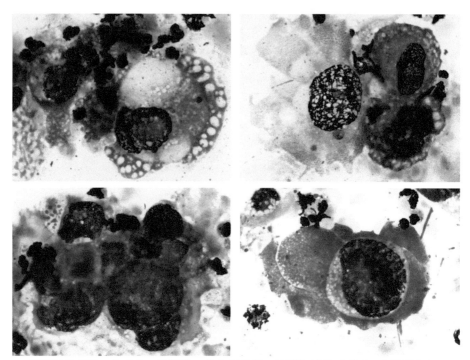

图 1-148　尿液肿瘤细胞，胞体大，核深染，染色质粗糙，异形性明显（瑞氏 - 吉姆萨染色；1000×）

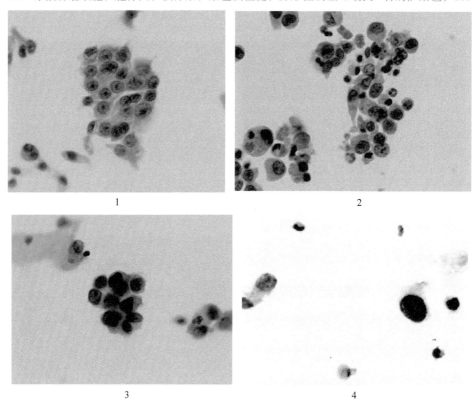

图 1-149　尿液细胞学

1. 形态学诊断非典型尿路上皮细胞，组织学诊断为炎症引起的良性改变；2. 形态学诊断非典型尿路上皮细胞，组织学诊断炎症和增生引起的良性改变；3. 形态学诊断可疑高级别尿路上皮癌，组织学诊断为高级别尿路上皮癌；4. 免疫化学双染色，棕色胞质为 CK20 染色，红色核为 P53 染色，组织学为高级别尿路上皮癌

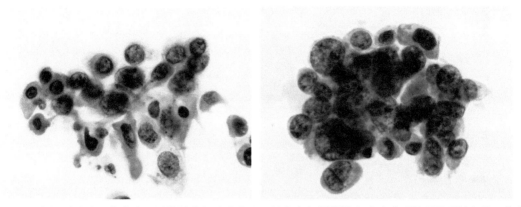

图 1-150　高级别尿路上皮癌（左图伴鳞状细胞分化），具有高级别尿路上皮癌典型特征的恶性细胞；染色质粗糙不均、核质比增大、核膜不规则增厚（巴氏染色）

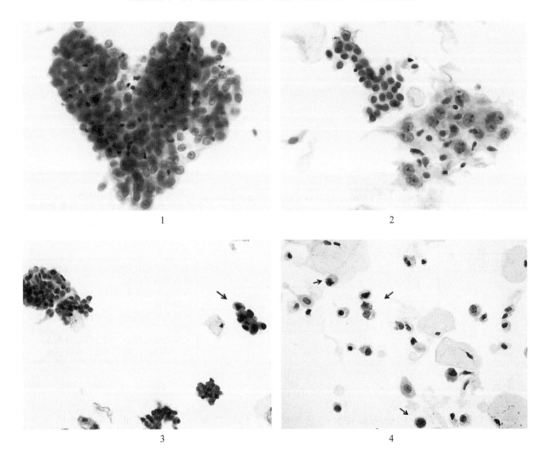

1

2

3

4

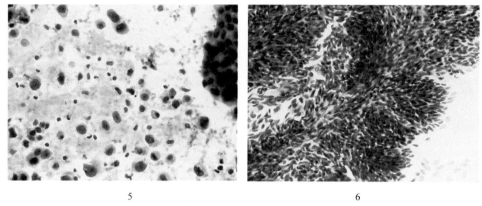

5　　　　　　　　　　　6

图 1-151　尿液细胞学

1. 高级别尿路上皮癌阴性，膀胱冲洗，巴氏染色（600×）。一簇良性中间型和基底型尿路上皮细胞，染色质未见聚集深染。2. 一群具有疏松染色质的反应性浅表尿路上皮细胞与良性基底细胞并列分布，所有这些良性细胞的核轮廓都是相对光滑和规则的。3. 非典型尿路上皮细胞，膀胱冲洗液，巴氏染色（600×），核质比略高（>0.5），这种非典型细胞簇（箭头所指）中，与邻近的良性尿路上皮细胞簇相比，细胞增大。退行性变化使得很难进一步观察染色质模式。然而，细胞形态学变化足以将该病例归类为非典型尿路上皮细胞。4. 可疑高级别尿路上皮癌，膀胱冲洗液，巴氏染色（600×），核质比增高（>0.7），核深染、核轮廓不规则，染色质粗糙，符合高级别尿路上皮癌的全部特征，但是数量少，只能分类到疑似高级别尿路上皮癌，在随访中，该患者诊断膀胱侵袭性高级别尿路上皮癌。5. 高级别尿路上皮癌，膀胱冲洗液，巴氏染色（600×），该尿液标本有许多核质比较高（>0.7）的细胞，表现为细胞核染色过深、染色质粗大和核膜不规则，大多数细胞呈浆细胞样，核偏心。6. 低级别尿路上皮癌，肾盂刷检，常规制片，巴氏染色（400×）。最显著的形态学特征是单形性尿路上皮细胞排列及纤维血管核心的存在。随访时，该患者确实患有低级别乳头状尿路上皮细胞癌

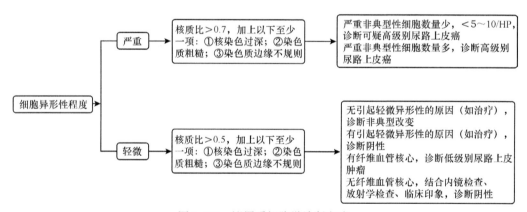

图 1-152　泌尿系细胞学诊断方式

尿液脱落细胞检查要点：

（1）尿路上皮细胞比较容易成片或成簇脱落，特别是在导尿、膀胱冲洗等一些检查之后。不应只关注成团细胞貌似庞大的表象，更应观察细胞核的异形性，特别是单个细胞的异形性程度，如果细胞核的异形性不足，一般不应诊断为恶性。

（2）瑞氏干片染色对细胞异形性有放大效果，特别在细胞退变的情况下很容易过诊断，所以建议在遇到不好判定的细胞时加做湿片染色（HE 染色或巴氏染色）。

（3）出具脱落细胞报告时要参考影像学、肿瘤标志物检测结果，不相符时一定要慎重报告。

（4）尿液标本可静置 20min 后倾去一半，再静置 20min 后倾去一半，留最后 50~100ml 离心。

（5）细胞学诊断的关键在细胞核的异形性，当异形性不足时，切忌武断。

7.12 尿液中的其他成分

尿液中其他成分见图 1-153、图 1-154。

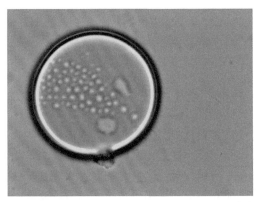
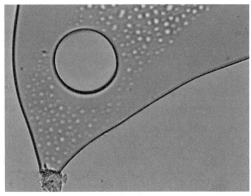

图 1-153 尿液中的气泡（1000×）

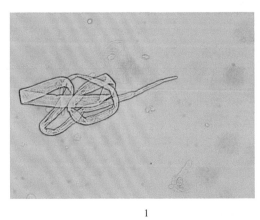
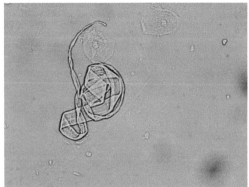

1　　　　　　　　　　　　2

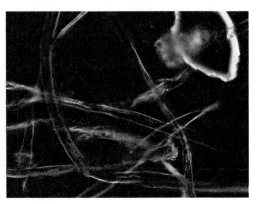

3　　　　　　　　　　　　4

图 1-154 尿液污染的纤维丝（1~2.未染色，绿色背景，200×；3~4.暗视野，400×）

第二篇 浆膜腔积液脱落细胞学

浆膜腔积液包括胸腔、腹腔、心包积液。肺、消化系统、心脏均有双层保护性薄膜在表面形成腔，正常情况下与外界不相通。

浆膜腔积液形成的原因：与多种因素有关，受血浆胶体渗透压降低、毛细血管内静水压增加、毛细血管通透性增加、淋巴系统压力增高回流受阻、水钠潴留及创伤、脏器损坏等因素影响。脏器损伤如充血性心力衰竭、心包炎、肝硬化、酒精性肝炎、肝衰竭、肾病综合征、营养不良、细菌感染、结核、肿瘤等都可能产生大量浆膜腔积液。漏出液常见于低蛋白血症、心肾疾病、肝硬化等疾病，漏出液中蛋白质含量较少，细胞主要包含间皮细胞、淋巴细胞、巨噬细胞、少量粒细胞；渗出液是由于微血管壁损伤而渗出，蛋白质含量较高，主要原因是炎症和肿瘤（表 2-1）。

表 2-1 胸腹腔漏出液和渗出液鉴别

鉴别	漏出液	渗出液
原因	非炎症所致	炎症、肿瘤、化学刺激所致
外观	淡黄色	不定，可黄色、脓性、血性、乳糜性
透明度	透明或微混	多为混浊
比重	低于 1.015	高于 1.018
凝固性	不易凝固	可自行凝固
黏蛋白定性试验	阴性	阳性
pH	> 7.4	< 7.4
积液蛋白总量 / 血清总蛋白值	< 0.5	> 0.5
葡萄糖定量	与血糖相近	低于血糖水平
积液 LD 总活性 / 血清 LD 总活性	< 0.6	> 0.6
蛋白质总量（g/L）	<25	> 30
蛋白质电泳	以白蛋白为主，白 / 球比高于血浆	电泳谱与血浆相似
细胞总数 ×（10^6/L）	<100	>500
有核细胞分类	以淋巴细胞为主，偶见间皮细胞，单个核 >50%	炎症早期以中性粒细胞为主，慢性期以淋巴细胞为主
细菌	无	可有
肿瘤细胞	无	可有

1 浆膜腔脱落细胞标本的采集及制备

送检的积液标本要求量越多越好，一般以100~500ml为宜。标本静置30min以上，倾倒，留底层标本约50ml，倒入50ml尖头离心管。配平后以1500~2000r/min的速度离心7~10min，轻轻取出离心管至污水池中将上清液弃掉，小心取白细胞膜层制片，2张于潮湿状态下置于95%乙醇中固定行巴氏染色，2张于空气中干燥行瑞氏 - 吉姆萨染色，两者对比可以提高准确率和阳性率，两种染色各有千秋，可取长补短。

2 浆膜腔脱落细胞诊断语言

（1）未查到肿瘤细胞，可见的细胞如大量中性粒细胞、大量淋巴细胞、大量间皮细胞，以单核 - 巨噬细胞、嗜酸性粒细胞为主。

（2）查到核异质细胞，可根据细胞异形性程度，报告轻度、中度、重度核异质细胞，可建议再次送检。

（3）查到可疑癌细胞，建议细胞块免疫组化进一步明确。

（4）如果查到典型恶性肿瘤细胞，可以下查到腺癌细胞 / 非小细胞癌细胞，倾向鳞癌细胞 / 查到小细胞癌细胞，建议细胞块免疫组化进一步确诊。

（5）对于异常淋巴细胞，可以报查到异常淋巴细胞，不除外淋巴瘤细胞，建议免疫组化进一步明确；对于形态学不好鉴别类型的肿瘤细胞，可以下查到恶性肿瘤细胞，建议进一步明确类型。

3 浆膜腔积液中的主要细胞成分

浆膜腔积液中的主要细胞成分有间皮细胞、巨噬细胞、淋巴细胞、中性粒细胞、嗜酸性粒细胞。

1. 间皮细胞 形态特点：10~30μm，核多圆形、胞质丰富、蓝染，核膜薄而光滑、染色质均匀细致、核仁细小不易见，细胞外形可为多边形、菱形、扇形、圆形、类圆形。一般为单核，双核、多核均较少见。按成熟程度分为成熟型和幼稚型，幼稚型体积偏大，可见小核仁。间皮细胞间的连接可见"开窗"现象（图2-1~图2-3）。

反应性间皮细胞形态特点：部分间皮细胞核大深染，但胞质丰富、核边整齐。可出现多核间皮细胞，细胞稍大，幼稚间皮细胞可大量出现，虽然增生的间皮细胞有一定的异形性，但染色质分布尚均匀，不易见到核贴边现象，大量间皮细胞聚集时也呈平铺状、不见三维立体结构。

（1）良性间皮细胞：常常可见细胞的分化过程，从小细胞型间皮细胞到成熟型间皮细胞分化过程中的谱系形态展示了间皮细胞的谱系形态特点：小圆细胞、印戒样细胞、梭形细胞、上皮样细胞，如图2-4所示。

（2）退化间皮细胞：胞质中出现明显大空泡，其边缘整齐。不含黏液，或者胞质有2~3个空泡，似巨噬细胞，但空泡更大而且少。

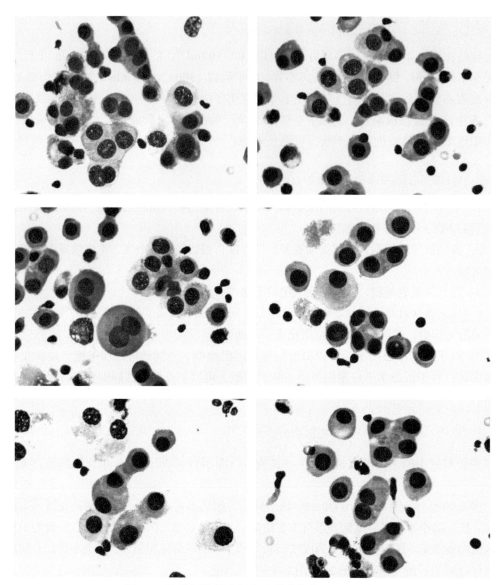

图 2-1　胸腔积液间皮细胞（瑞氏染色，1000×）

单核、双核、多核间皮细胞，核居中或略偏位，染色质细致，核周光滑、核仁 1~2 个或多个，小且蓝染

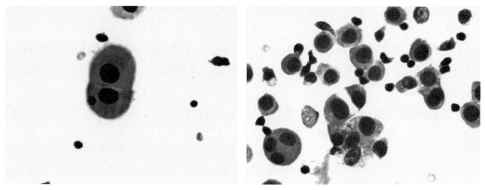

图 2-2　胸腔积液间皮细胞，间皮细胞间明显的"开窗"现象（细胞间透光区）及芭蕾舞蹈裙样胞质（瑞氏染色，1000×）

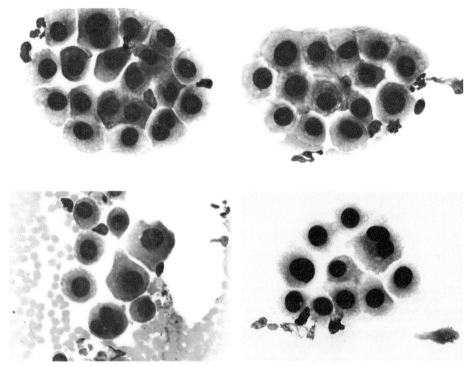

图 2-3　患者，男，69 岁，冠心病史，出现胸腔积液，见棋盘样排列细胞，核仁明显，核膜轻度不规则，核
　　　　染色质细致，细胞间裂隙明显，考虑修复性间皮细胞，易过诊断（瑞氏染色，1000×）

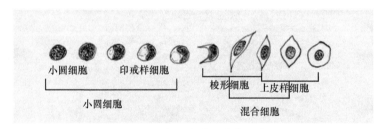

图 2-4　间皮细胞谱系分化示意图

2. **巨噬细胞**　胞质透亮呈泡沫状、具有小空泡，可以吞噬颗粒、细胞、色素等，核常呈偏位
（图 2-5~ 图 2-8）。

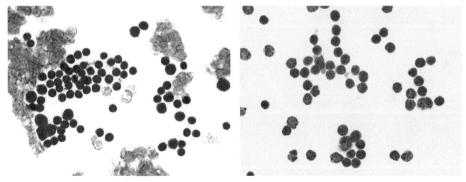

图 2-5　胸腔积液正常淋巴细胞（瑞氏染色，1000×）

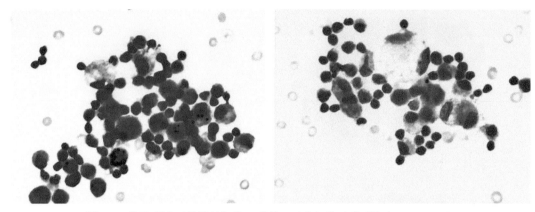

图 2-6   胸腔积液正常淋巴细胞、单核 - 巨噬细胞（瑞氏染色，1000×）

血液单核细胞进入组织转化为巨噬细胞，在识别和消灭入侵微生物和肿瘤细胞，以及清除凋亡细胞和参与组织修复方面发挥重要作用。本例取材老年男性（95 岁）双侧胸腔积液标本。实验室报告：未查到癌细胞，所见为淋巴细胞伴单核 - 巨噬细胞

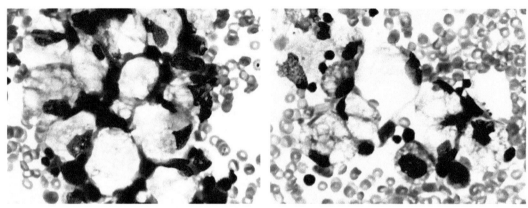

图 2-7   血性胸腔积液中单核 - 巨噬细胞（瑞氏染色，1000×）

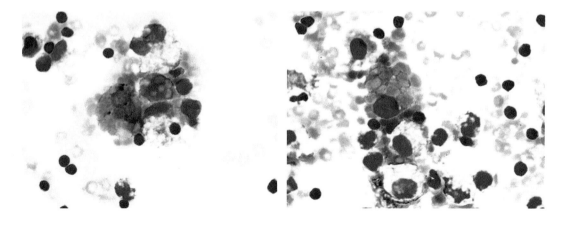

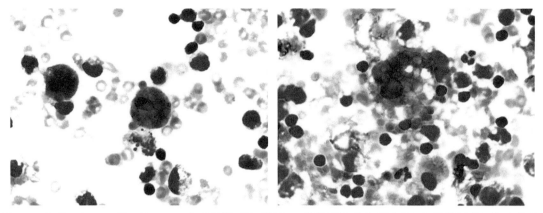

图 2-8 患者，女，77 岁，住 ICU，临床诊断"肺感染"。胸腔积液见大量吞噬红细胞的巨噬细胞（瑞氏 - 吉姆萨染色，1000×）

3. 嗜酸性粒细胞 如图 2-9。

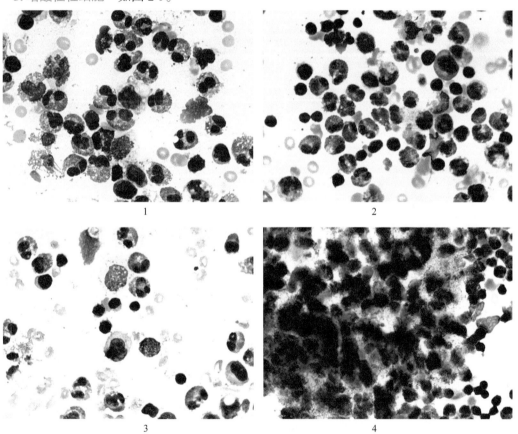

图 2-9 患者，男，58 岁，胸腔积液，嗜酸细胞增多

1，2.大量嗜酸粒细胞；3.单核 - 巨噬细胞吞噬现象；4.嗜酸颗粒溢出胞质散落现象

4. 易过诊断的细胞团　见图2-10、图2-11。

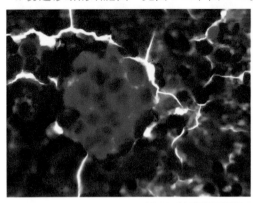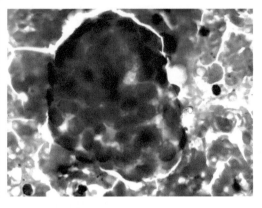

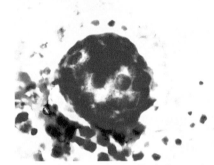

图2-10　油镜下瑞氏染色，细胞团立体感明显（瑞氏染色，1000×）

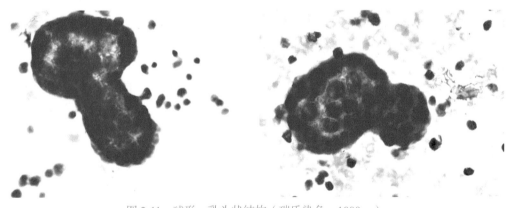

图2-11　球形、乳头状结构（瑞氏染色，1000×）

　　虽然浆膜腔积液立体结构是腺癌的重要特征，但不是决定性特征，最终还是要重点分析细胞核的异形性。图2-10、图2-11为女性患者，腹水，虽然细胞团立体结构明显但细胞核均一，染色质不增粗、核仁未见，没有明显的异形性，不支持恶性。结合肿瘤标志物（血清和腹水）不高、影像学诊断不支持、临床诊断不支持，最后考虑良性上皮细胞团。

4　浆膜腔积液肿瘤细胞

4.1　恶性间皮瘤细胞

　　恶性间皮瘤细胞见图2-12、图2-13。

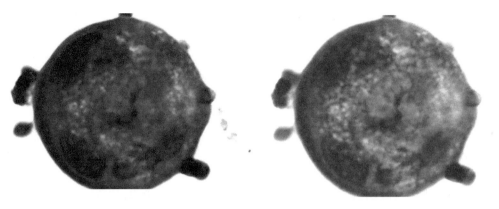

图 2-12 细胞胞体较大，含多个胞核，有的可见明显大核仁，胞质空泡明显、细小而密集（瑞氏 - 吉姆萨染色，1000×）

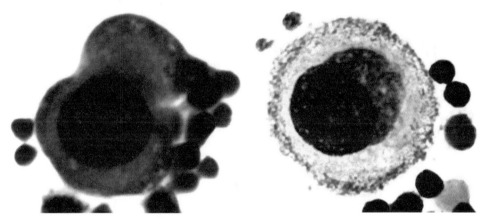

图 2-13 肿瘤细胞含 1~2 个核，染色质粗糙，有的胞质内外层着色不均，内层嗜酸、外层偏碱（瑞氏 - 吉姆萨染色，1000×）

1. 临床资料 患者，男，61 岁，2018 年 5 月因"胸闷、气短 4 月余"就诊于呼吸内科，行胸腔置管引流胸腔积液，2018 年 6 月 4 日进一步行胸部增强 CT 检查示：①右肺中下叶膨胀不全；②右侧胸膜增厚；③右侧胸腔积液。

癌胚抗原（CEA）3.10ng/ml，糖类抗原 CA125（CA125）43.52U/ml，非小细胞肺癌相关抗原 21-1（CYFRA21-1）16.95ng/ml。

免疫组化结果显示：CK（+），CK5/6（+），MC（−），CgA（−），CK20（−），CK7（+），Ki-67（阳性约 10%），Vimentin（肿瘤细胞−），P53（无义突变，阳性小于 1%），WT-1（−），CR（+）、CEA（M）（−），CK（34βE12）（+），CKL（+），NapsinA（−），CD56（−），Syn（−），LCA（−）。结合病史及免疫组化部分支持性结果，考虑恶性间皮瘤（malignant mesothelioma，MM）。

新疆细胞病理学专家马博文教授关于间皮瘤形态的描述如下，供读者参考。

（1）间皮瘤常出现各种细胞的混合形态，常见过渡性间皮细胞，即从良性间皮细胞、非典型间皮细胞到间皮瘤细胞过渡等各阶段的细胞。

（2）微绒毛性微裂隙或"开窗"，肿瘤性细胞的"开窗"少于良性间皮细胞（"开窗"现象）。

（3）细胞顶端连接。

（4）边缘细胞呈丘状缘（驼峰样胞质突起）。

（5）细胞间含有胶原蛋白（细胞簇中间有胶原间质）。

（6）深染的嗜碱性胞质，可有嗜酸性淡染胞质的间皮细胞。

（7）多核间皮细胞 (多核细胞)。

日本细胞病理学会间皮瘤诊断标准：①细胞簇状排列（球状结构，乳头状结构）；②开窗现象；③细胞和细胞对位；④驼峰样胞质突起；⑤细胞簇有胶原间质（Ⅱ型或Ⅲ型）；⑥浓稠的嗜碱性胞质 + 嗜橘黄色胞质细胞；⑦细胞边缘模糊；⑧多核细胞。

恶性间皮瘤是一种难以诊断的罕见肿瘤。流行病学调查发现约 80% 的恶性间皮瘤患者有明确的石棉暴露史，其平均潜伏期为 20~40 年。间皮瘤的诊断非常困难，临床上往往需要用活检组织进行病理检查确诊，但确诊率较低，结合免疫组化染色可大大提高间皮瘤的确诊率。至少使用 2 个间皮瘤阳性标志物（包括 Calretinin、WT-1、CK5/6、D2-40、AE1 /AE3 和 CAM5.2 等) 和 2 个间皮瘤阴性标志物 (包括 CEA、TTF-1、Ber-EP4、MOC31、ER、PgR) 的免疫组化标志物组合进行诊断。

2. 国外图书对间皮瘤特征的描述　恶性间皮瘤（malignant mesothelioma，MM）是一种罕见的高度恶性肿瘤，与石棉接触直接相关。石棉和恶性间皮瘤之间的这种联系在 20 世纪 40 年代南非的石棉矿工中首次被发现。其他有文献记载的病因包括高剂量放射线照射、复发性胸膜炎 / 腹膜炎和猿猴病毒 40（SV40）感染（图 2-14~ 图 2-16）。

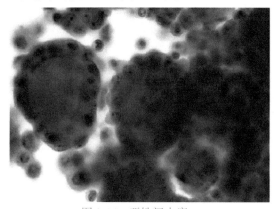

图 2-14　恶性间皮瘤 1

腺泡样结构明显，淡绿色的核心被一层恶性细胞包围。注意细胞起伏的外缘（钉状突起外观），这与腺癌细胞团更平滑的轮廓形成鲜明对比。（巴氏染色）。在特殊情况下，肿瘤细胞呈现出乳头状结构

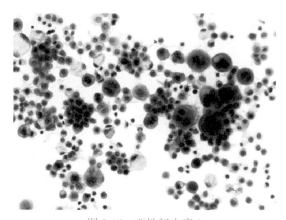

图 2-15　恶性间皮瘤 2

在这种胸腔积液的情况下，尽管有两组细胞群，但细胞的恶性特征是非常明显的。细胞呈多形性，多核瘤细胞易见，核质比增高，核染色质增多，也存在丰富的良性间皮细胞和少量巨噬细胞

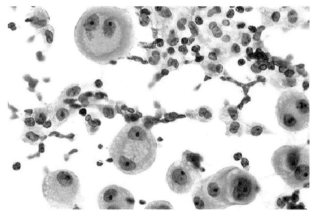

图 2-16　恶性间皮瘤 3

间皮瘤的诊断特征，即双核化，双色细胞质纹理，中央位置胞质空泡和明显的核仁

3. 新疆医科大学附属肿瘤医院病例采图（图 2-17）

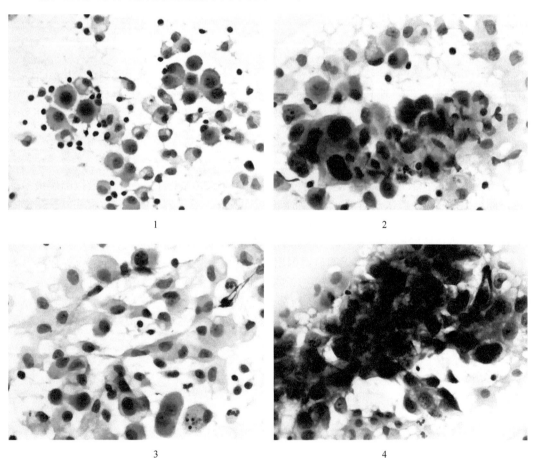

1

2

3

4

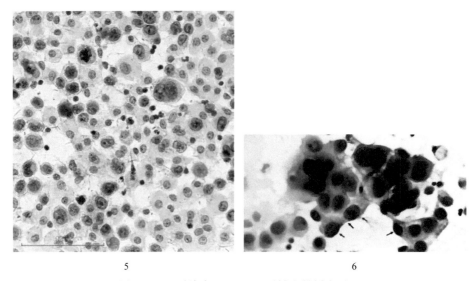

5　　　　　　　　　　　6

图 2-17　巴氏染色，400×（马博文教授惠赠）

1~4.各种形态间皮瘤细胞，有小圆形、印戒样、梭形、类圆形；5.小圆细胞、多核巨细胞样间皮瘤细胞；6.箭头所指处间皮瘤丘状缘

　　Calretinin 免疫染色在恶性细胞的细胞质和细胞核中呈强阳性和弥漫阳性，但不能区分良性和恶性间皮细胞。另一种有助于间皮瘤诊断的免疫标记是 WT-1，它染色细胞核。但 WT-1 染色在卵巢浆液性癌中也呈阳性，对有卵巢癌病史（低倍镜）的患者应仔细判读。CK5/6 是确认恶性细胞间皮细胞分化的另一个有用的标志物。

4.2　浆膜腔积液腺癌细胞

　　腺癌是浆膜腔积液最多见的转移性肿瘤，所占比例达 90% 以上，胸腔积液以肺癌最多见，腹腔以卵巢癌最多见，其次是胃癌，肿瘤细胞多成团分布，可排列成腺腔样、乳头状、菊形团、桑葚状、三维彩球团，有时可呈单个散在排列，恶性肿瘤细胞的主要特征是细胞的异形性，包括核质比增大、染色质增粗且分布不均、核膜不规则、核仁畸形明显等。

　　病例 1　患者，男，77 岁，无明显诱因出现进食后腹胀、腹痛不适，伴消瘦等症状，查胃镜活检示：胃窦低分化腺癌，于 2016 年 12 月 9 日行腹腔镜探查、根治性全胃切除术。术后病理：胃窦低分化腺癌。今出现腹胀，行胸腹部 CT：网膜较前增厚，腹水增多，考虑转移。血清 CA125 148.6U/ml，CA19-9 34.18U/ml，CA72-4 150.8U/ml，均高出参考值上限，血性腹水查到明确肿瘤细胞（图 2-18~图 2-22）。

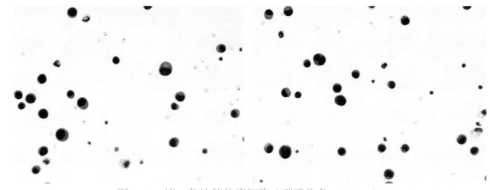

图 2-18　清一色核偏位癌细胞（瑞氏染色，400×）

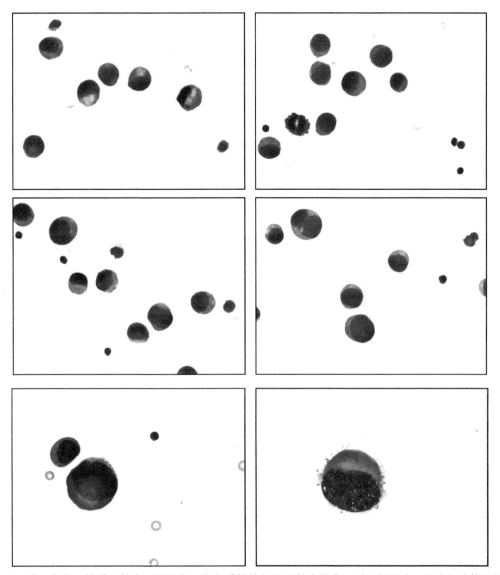

图 2-19 清一色的、核质比较大、核偏位、染色质较均匀细胞散在分布。后 3 幅图片，肿瘤细胞体积较大，
核染色质粗糙，核膜不规则，异形性明显（瑞氏 - 吉姆萨染色，1000×）

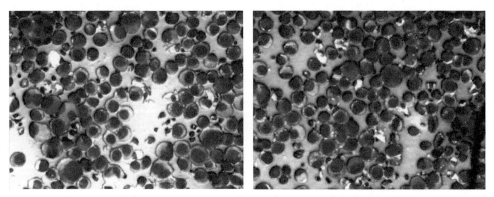

图 2-20 核偏位的低分化腺癌细胞散在分布（瑞氏 - 吉姆萨染色，400×）

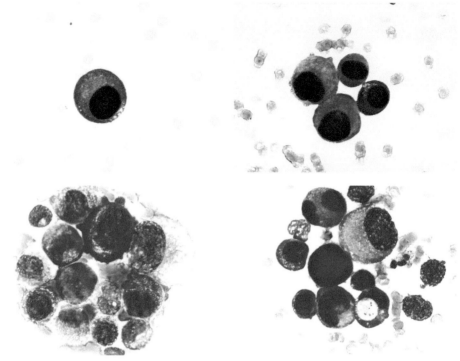

图 2-21　油镜下癌细胞核偏位，核质比大，染色质粗糙，大小不一，异形性明显（瑞氏 - 吉姆萨染色，1000×）

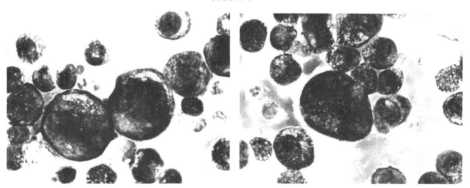

图 2-22　可见巨大肿瘤细胞（瑞氏 - 吉姆萨染色，1000×）

病例 2　男，60 岁，胸腔积液腺癌细胞。右肺上叶结节，胸腔镜右肺上叶切除、纵隔淋巴结清扫术，术后病理示"右肺上叶周围型浸润性腺癌"（图 2-23、图 2-24）。

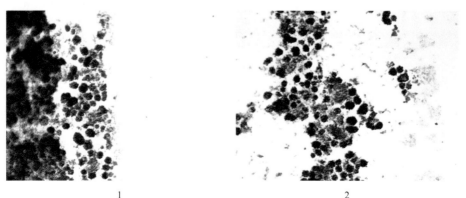

1

2

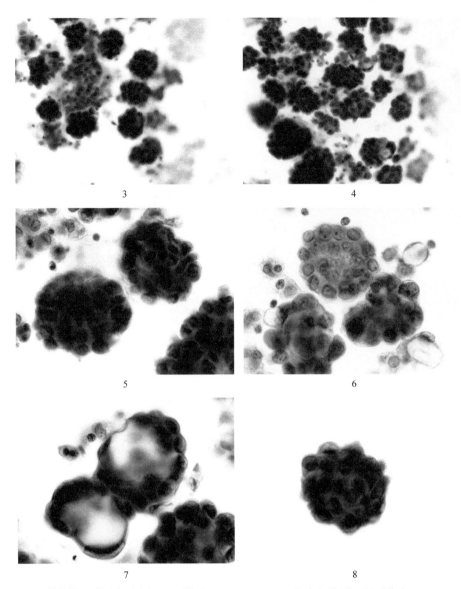

图 2-23　1，2.低倍镜下腺癌细胞团，巴氏染色，100×；3，4.腺癌细胞团，巴氏染色，400×；5~8.球团样腺癌细胞，巴氏染色，1000×

病例3　患者，女，53岁，宫颈癌术后（图2-24中1~4）。

病例4　患者，男，67岁，肺腺癌（图2-24中5~6）。

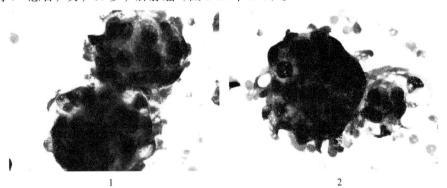

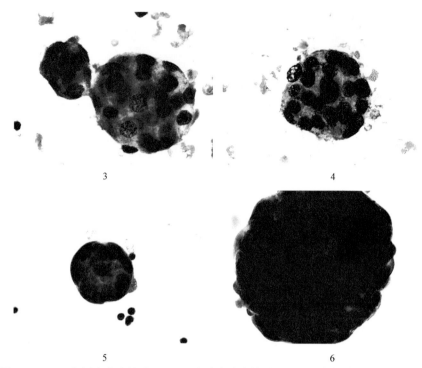

3　　　　4

5　　　　6

图 2-24　1~4.宫颈癌胸腔转移；5，6.肺腺癌胸腔转移（瑞氏 - 吉姆萨染色，1000×）

病例 5　患者，男，68 岁，主因"间断胃潴留、黑便 20 天"入院。患者于 20 天前无明显诱因出现胃潴留，伴恶心呕吐，呕吐物为咖啡色胃内容物，带血，间断排黑便，量 150ml/ 次。胃镜检查提示：胃窦溃疡，幽门梗阻（恶性不除外）。胃镜病理检查提示：胃窦溃疡（胃腺癌），幽门梗阻。全腹部增强提示：胃黏膜增厚，前列腺密度不均匀增强（图 2-25~图 2-27）。

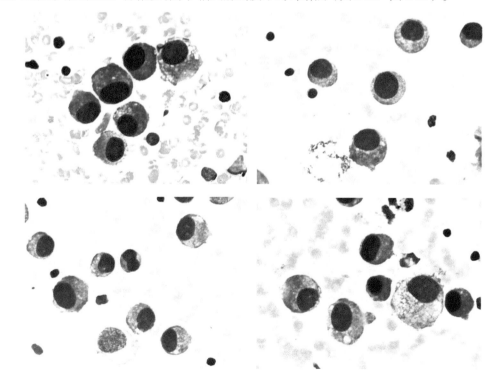

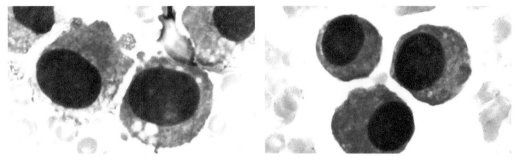

图 2-25 散在排列的腺癌细胞，细胞体积多数为中等大小，胞质较丰富，清一色的肿瘤细胞，核偏于一侧，染色质较细致、均匀、平坦，看似温良，实际预后较差（1000×）

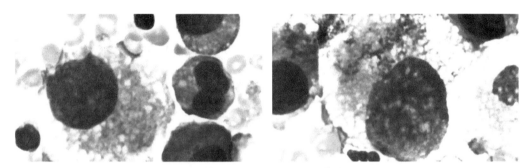

图 2-26 可见大体癌细胞（瑞氏 - 吉姆萨染色，1000×）

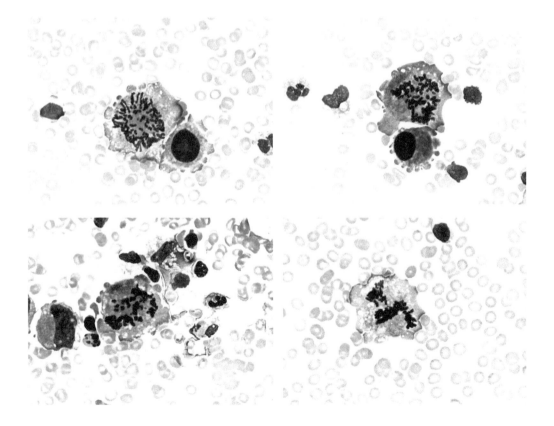

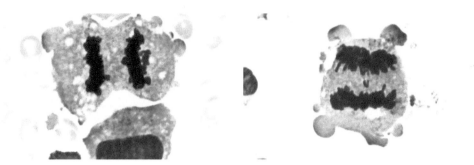

图 2-27 易见异常核分裂象，肿瘤细胞分裂体增多、排列紊乱，多呈不对称分裂、多级分裂，正常核分裂不超过 4‰，超过 4‰ 提示恶性肿瘤可能（瑞氏 - 吉姆萨染色，1000×）

病例 6 患者，女，80 岁，右侧胸膜腔大量积液，胸腔积液肿瘤标志物：癌胚抗原>1000ng/ml；糖类抗原 125（CA125）1412U/ml，神经元特异性烯醇化酶测定（NSE）69.42ng/ml，非小细胞肺癌相关抗原 21-1（CYFRA21）57.32ng/ml，出院诊断：①肺腺癌；②右侧胸膜腔积液（图 2-28~图 2-31）。

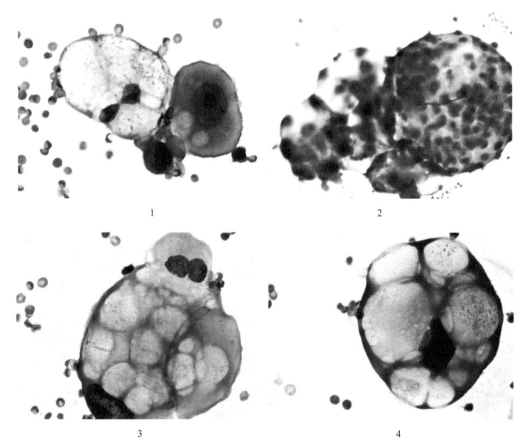

图 2-28 1.左上方癌细胞，胞体较大，胞质丰富；2.许多癌细胞聚集成立体球团状结构，有的胞质内含有巨大的黏液空泡，核相对较小；3.癌细胞胞体巨大，上方两核、下方单核，核仁明显，核膜增厚，胞质内充满大小不一的黏液空泡、有混浊感，似一只沉思的猕猴；4.立体球团样癌细胞，胞质内充满大量黏液空泡（瑞氏 - 吉姆萨染色，1000×）

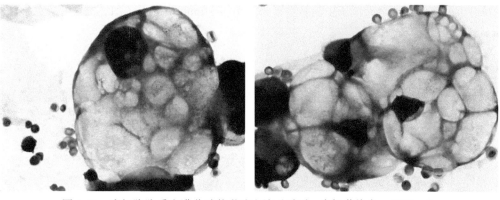

图 2-29 癌细胞胞质充满分叶状黏液空泡（瑞氏 - 吉姆萨染色，1000×）

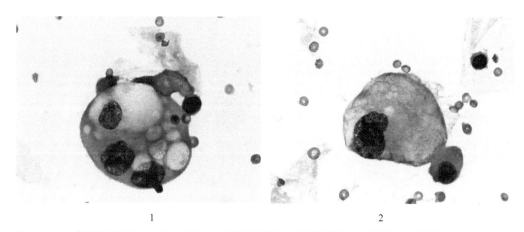

1   2

图 2-30 1.奇数核癌细胞，核仁明显；2.单核癌细胞，核膜不规则（瑞氏 - 吉姆萨染色，1000×）

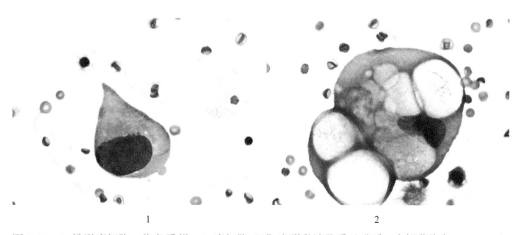

1   2

图 2-31 1.桃形癌细胞，染色质粗；2.癌细胞 "8" 字形黏液胞质（瑞氏 - 吉姆萨染色，1000×）

　　黏液空泡细胞与彩球样细胞团混合型腺癌最明显的特点：体积巨大的黏液空泡状癌细胞与彩球样细胞团共存，单个或小球形的黏液细胞由于核小有时被误为巨噬细胞，需要引起注意。

　　病例 7　患者，女，62 岁，于 1 周前无明显诱因出现活动性气短伴咳嗽、胸闷痛，偶有气喘，在院外未给予诊治，今来院就诊，门诊给予胸部拍片：示左侧大量胸腔积液，以"左侧胸腔积液待查"收入。CT 结果回报：左肺上叶可见不规则团块状软组织密度影，呈轻度不均匀强化，最大直径约 41mm×31mm，病灶侵犯邻近胸膜，突向纵隔，左肺上叶后段支气管远端阻塞。纵隔内见肿大淋巴结影，最大位于主动脉水平，大小约 11mm×16mm（图 2-32~图 2-33）。

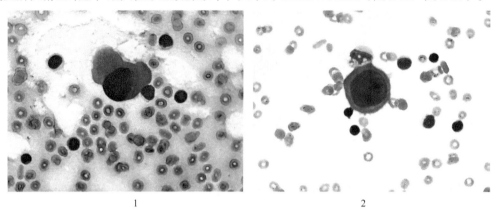

图 2-32　1.癌细胞胞体较大，染色质粗，胞质红蓝色，混浊；2.癌细胞核质比增大，可见 2 个肥大核仁，恶性特征明显（瑞氏 - 吉姆萨染色，1000×）

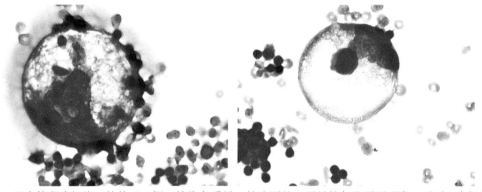

图 2-33　巨大体积癌细胞，核偏于一侧、核染色质糙、核边不整，可见核仁和吞噬现象（瑞氏 - 吉姆萨染色，1000×）

胸腔积液腺癌，仅在片尾找到零星恶性特征明显的癌细胞。由于本病例全片是成熟小淋巴细胞的背景，仅见零星的癌细胞，癌细胞数量较少，易漏诊。阅片时应仔细，一定不要漏掉片尾"海岸线"上的大细胞，其是肿瘤细胞最集中的地方，特别是当癌细胞少时，更应该仔细

　　病例 8　患者，女，84 岁，患者 10 余天无明显诱因出现进食后腹胀、腹痛不适，伴反酸、黑便、嗳气、纳差，就诊于当地医院补液对症治疗，门诊行补液对症治疗，未见好转。症状逐渐加重，行腹部彩超示：胃窦部胃部略增厚，腹腔、腹膜后多发淋巴结肿大，腹水（大量）。门诊以"腹水原因待查"收入科室。出院诊断：卵巢癌腹腔腹膜后转移、右侧心膈角转移，盆腹腔大量积液（图 2-34、图 2-35）。

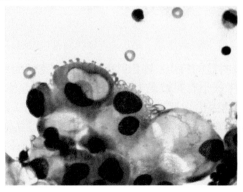
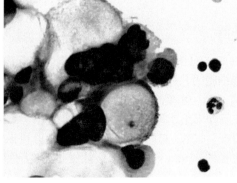

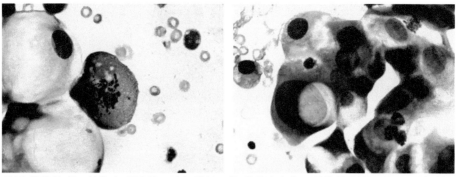

图 2-34　腹水黏液腺癌，核染色质粗糙，核仁明显、胞质黏液丰富，异常核分裂象易见，异形性明显（瑞氏 - 吉姆萨染色，1000×）

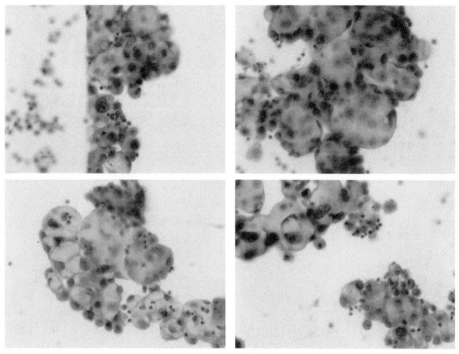

图 2-35　HE 染色，腹水腺癌细胞，癌细胞富含黏液，立体感，异常核分裂象，核深染，多而不规则核仁，异形性明显，形态学诊断腺癌细胞（HE 染色，400×）

病例 9　患者，男，84 岁，伴活动后喘息、气促，咳嗽剧烈时胸部疼痛，胸部 CT 示肺气肿并肺部感染征，右侧胸腔积液并右下肺膨胀不全。B 超示右侧胸腔积液。癌胚抗原（CEA）54.77ng/ml，CA125 1267.0U/ml，CA724 ＞ 300.0U/ml（图 2-36~ 图 2-39）。

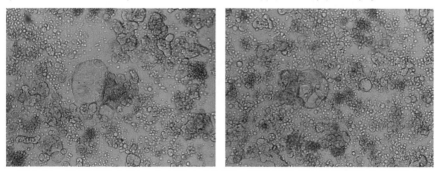

图 2-36　低倍镜下（200×）可见大小不等、胞质异常丰富的癌细胞（未染色）

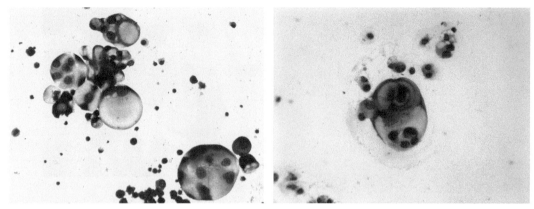

图 2-37 低倍镜（200×）下癌细胞形态，单核、多核，核贴边，球形立体感，黏液丰富

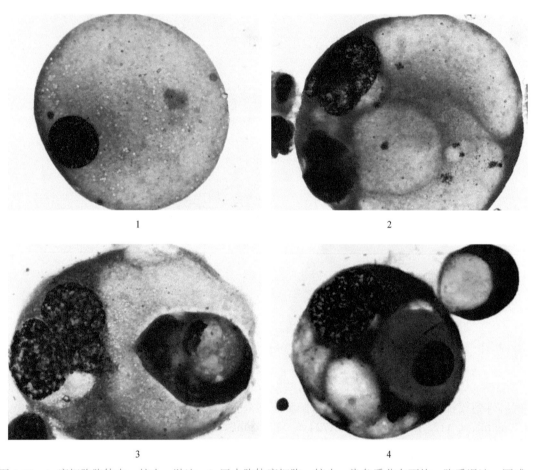

图 2-38 1.癌细胞胞体大，核小、贴边；2.巨大胞体癌细胞，核小、染色质分布不均，胞质混浊、厚感，胞质含分叶状黏液样空泡；3.巨大癌细胞吞入小体积癌细胞（封入细胞）；4.癌细胞吞噬现象，癌细胞核染色质粗糙，核膜不规则，异形性明显，右上方为一个胞质含黏液空泡的小体积肿瘤细胞（瑞氏 - 吉姆萨染色，1000×）

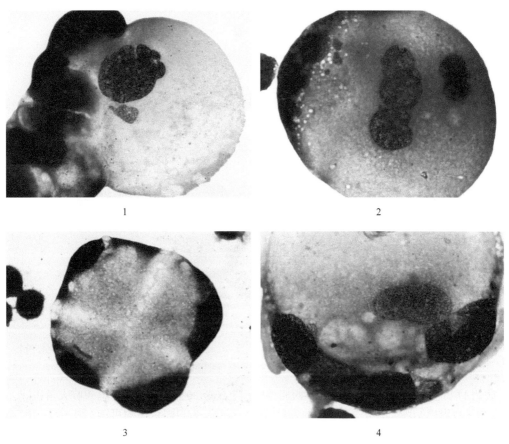

图 2-39　1.癌细胞核膜不整，核仁大而明显；2.异形性显著的多个核纵向排列，细胞核贴边位于球形细胞的近物镜摄像头侧；3.腺癌细胞呈十形的"开窗"现象（细胞交界处的亮色区域）；4.腺癌细胞胞体巨大，多个细胞核，染色质粗糙，细胞核贴边（瑞氏-吉姆萨染色，1000×）

病例 10　患者，男，78 岁，大量胸腔积液（图 2-40、图 2-41）。

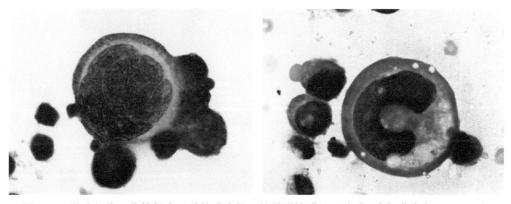

图 2-40　腺癌细胞，胞体较大，单核或多核，核异形性明显（瑞氏-吉姆萨染色，1000×）

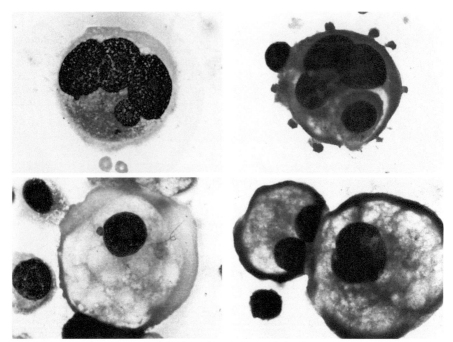

图 2-41　胸腔积液腺癌细胞，癌细胞胞体较大，单核或多核，染色质粗糙、核仁明显，胞质含黏液样空泡，混浊不透光，部分腺癌细胞核小、贴边（瑞氏 - 吉姆萨染色，1000×）

病例 11　患者，女，55 岁，主因"腹胀伴胸闷、气短 20 余天"入院，盆腹腔大量积液、网膜增厚、胃小弯淋巴结肿大，考虑恶性，原发灶未明，不除外妇科恶性肿瘤可能（图 2-42~ 图 2-48）。

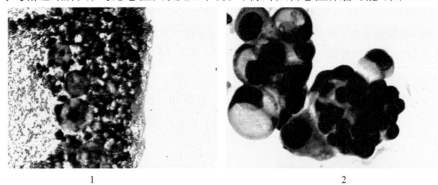

1　　　　　　　　　　　　　　2

图 2-42　癌细胞团簇状分布显示腺癌细胞特征、大小不一（瑞氏 - 吉姆萨染色，1. 400×；2. 1000×）

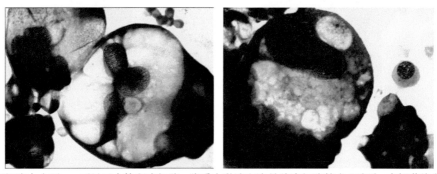

图 2-43　癌细胞大小不一，可见巨大体积癌细胞，胞质内黏液空泡是腺癌细胞特点（瑞氏 - 吉姆萨染色，1000×）

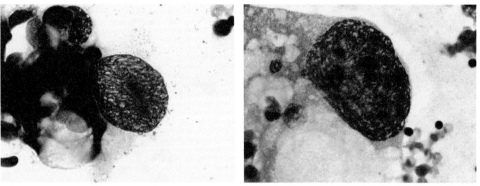

图 2-44 癌细胞核异常增大，染色质增粗、分布不均、核仁畸形明显、巨大、深蓝染，异形性明显（瑞氏 - 吉姆萨染色，1000×）

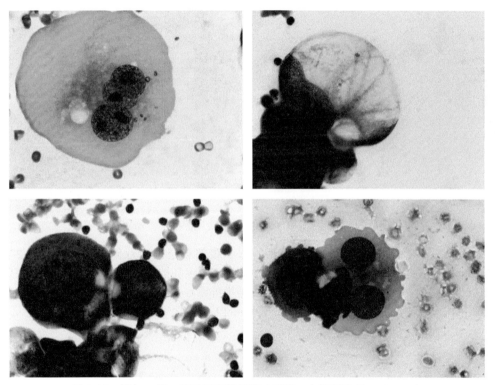

图 2-45 核仁、核、胞质异形性显著（瑞氏 - 吉姆萨染色，1000×）

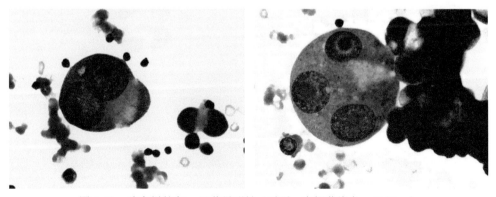

图 2-46 脐窝样核仁，显著异形性（瑞氏 - 吉姆萨染色，1000×）

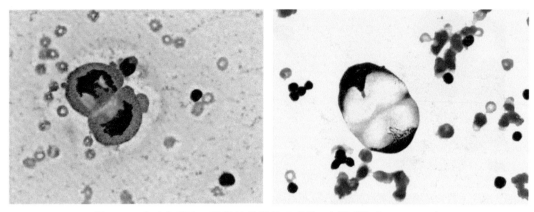

图 2-47　分叶状囊泡、异常核分裂象（瑞氏 - 吉姆萨染色，1000×）

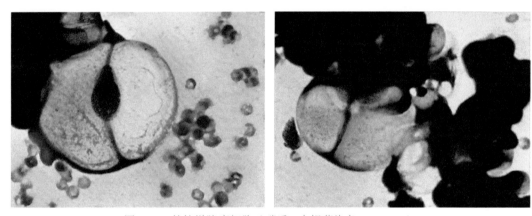

图 2-48　竹篮样腺癌细胞（瑞氏 - 吉姆萨染色，1000×）

病例 12　患者，女，55 岁，大量血性腹水，腹部彩超提示双侧卵巢增大（图 2-49~图 2-56）。术后病理提示：双侧卵巢浆液性乳头状囊腺癌。癌胚抗原（CEA）1.15ng/ml（正常参考范围 0~4.7ng/ml）。静脉血清肿瘤标志物结果：糖类抗原 CA125（CA125）3169U/ml（正常参考范围 0~35U/ml）；人附睾蛋白 4（HE-4）713.4pmol/L（正常参考范围 0~140pmol/L）。

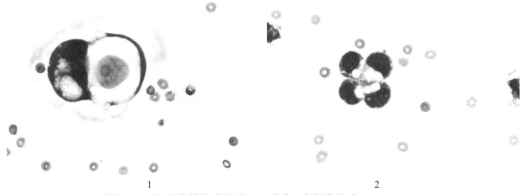

1　　　　　　　　　　　　　　　　　2

图 2-49　腹水卵巢腺癌细胞 1（瑞氏 - 吉姆萨染色，1000×）

1. 横写的"8"字形腺癌细胞；2. 癌细胞巢状分布，胞核贴边，显示腺癌细胞特征

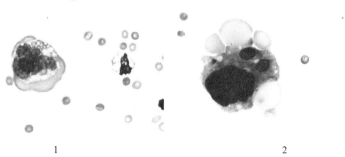

1 2

图 2-50 腹水卵巢腺癌细胞 2（瑞氏 - 吉姆萨染色，1000×）

1. 癌细胞核扭曲、起伏不平；2. 巨大体积癌细胞，核边不整，胞质断裂不整

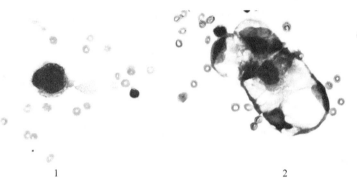

1 2

图 2-51 腹水卵巢腺癌细胞 3（瑞氏 - 吉姆萨染色，1000×）

1. 癌细胞染色质增粗，核仁多而明显，外形似鱼；2. 核排列凌乱，胞质丰富淡染

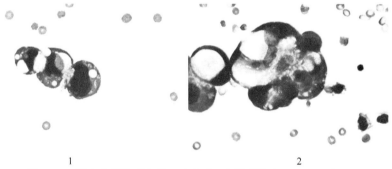

1 2

图 2-52 腹水卵巢腺癌细胞 4（瑞氏 - 吉姆萨染色，1000×）

1. 癌细胞线状排列，空泡明显；2. 癌细胞呈三维立体团状排布

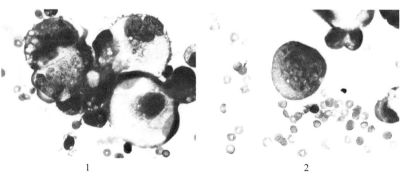

1 2

图 2-53 腹水卵巢腺癌细胞 5（瑞氏 - 吉姆萨染色，1000×）

1. 癌细胞形态多变；2. 巨大体积癌细胞，细胞核质比增大，核染色质分布不均，似地图样

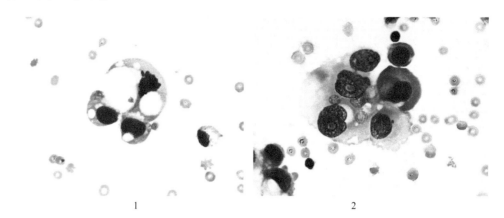

图 2-54　腹水卵巢腺癌细胞 6（瑞氏 - 吉姆萨染色，1000×）

1. 癌细胞核碎裂（异常核分裂）；2. 癌细胞核仁明显，核膜不整

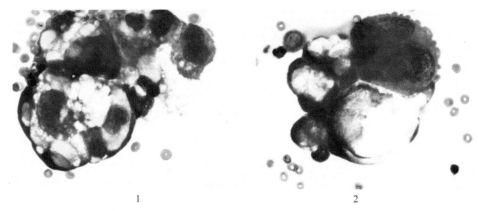

图 2-55　腹水卵巢腺癌细胞 7（瑞氏 - 吉姆萨染色，1000×）

1. 彩球样癌细胞团；2. 癌细胞聚集分布，形态各异

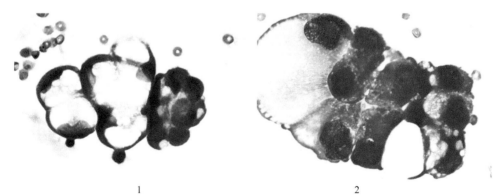

图 2-56　腹水卵巢腺癌细胞 8（瑞氏 - 吉姆萨染色，1000×）

1. 癌细胞胞质极其丰富，胞核贴边；2. 巨大癌细胞团，核染色质粗糙

　　病例 13　患者，男，69 岁，腹胀不适，B 超、CT 提示腹水，胃镜提示胃壁巨大肿瘤，病理诊断：胃体腺癌（图 2-57~ 图 2-60）。

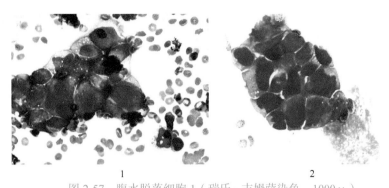

1　　　　　　　　　　　　　　　　2

图 2-57　腹水脱落细胞 1（瑞氏 - 吉姆萨染色，1000×）

1. 癌细胞砌砖样紧密排列，排列紊乱；2. 癌细胞紧密排列，染色质细致，核上可见小空泡

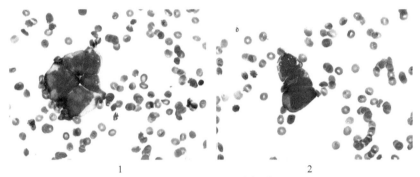

1　　　　　　　　　　　　　　　　2

图 2-58　腹水脱落细胞 2（瑞氏 - 吉姆萨染色，1000×）

1. 癌细胞围成腺腔样结构；2. 癌细胞列兵样排列，很像小细胞癌的排列方式

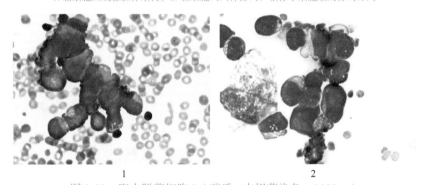

1　　　　　　　　　　　　　　　　2

图 2-59　腹水脱落细胞 3（瑞氏 - 吉姆萨染色，1000×）

1. 癌细胞支气管分叉样排列；2. 癌细胞较松散排列，核质比大，胞质蓝色、细小空泡，似血细胞肿瘤细胞形态

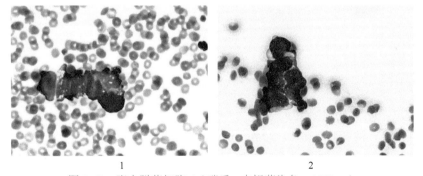

1　　　　　　　　　　　　　　　　2

图 2-60　腹水脱落细胞 4（瑞氏 - 吉姆萨染色，1000×）

1. 癌细胞列兵样排列，颇似小细胞癌的排列；2. 成簇排列的癌细胞

病例 14　患者，女，52 岁，主因"胃癌术后 17 个月"，CT 示盆腔内囊实性病灶，考虑腹壁、腹膜后转移。术后病理：（胃贲门、胃体）溃疡型中分化腺癌。

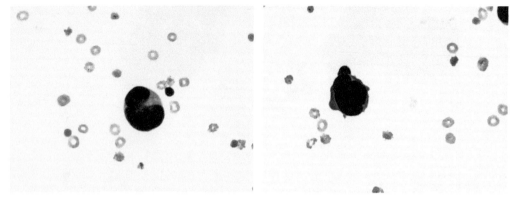

图 2-61　癌细胞核质比增大，染色质粗，核贴边，显示中低分化腺癌特征（瑞氏 - 吉姆萨染色，1000×）

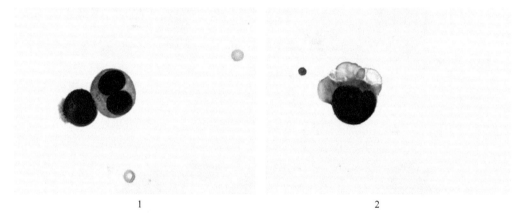

1　　　　　　　　　　　　　2

图 2-62　1. 双核癌细胞（右侧）；2. 巨大癌细胞，胞质一侧不规则突起，核偏于一侧（瑞氏 - 吉姆萨染色，1000×）

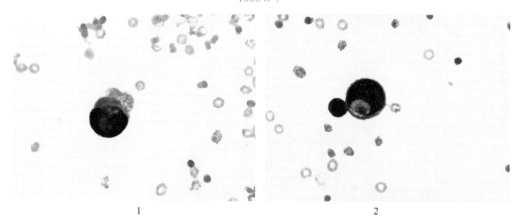

1　　　　　　　　　　　　　2

图 2-63　1. 核质比明显增大，核偏于一侧；2. 核边浅染区，似血液病中的杯口细胞（瑞氏 - 吉姆萨染色，1000×）

病例 15　患者，女，卵巢癌术后 2 年，化疗后，腹胀腹痛入院，CT 示盆腹腔内囊性占位，盆腹水，临床考虑卵巢癌腹膜转移。2014 年术后病理诊断：右侧卵巢中 - 低分化腺癌（图 2-64、图 2-65）。

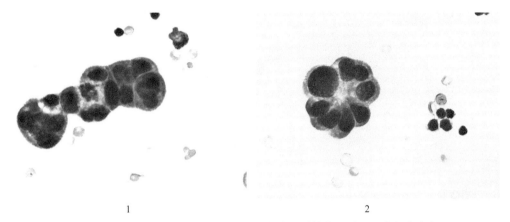

图 2-64 1. 腺癌细胞"蠕虫"样排列；2. 癌细胞围成腺腔样结构（瑞氏 - 吉姆萨染色，1000×）

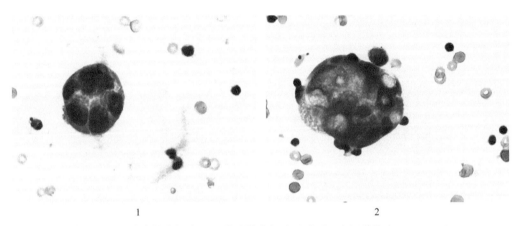

图 2-65 1. 足球样癌细胞；2. 彩球样癌细胞（瑞氏 - 吉姆萨染色，1000×）

病例 16 患者，女，68 岁，腹水（图 2-66~ 图 2-69）。综合细胞大及巨大体积、多核、畸形核、混浊胞质及胞质空泡，形态学诊断为腺癌细胞。

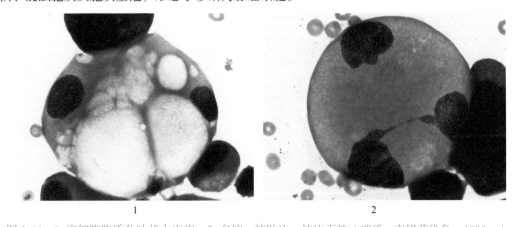

图 2-66 1. 癌细胞胞质分叶状大空泡；2. 多核、核贴边、核边不整（瑞氏 - 吉姆萨染色，1000×）

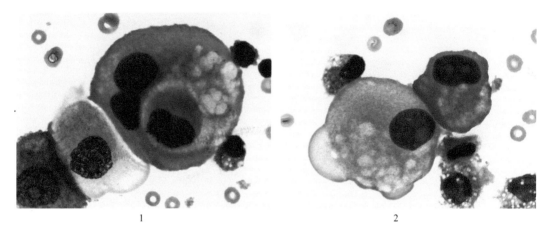

图 2-67　腹水脱落细胞 1（瑞氏 - 吉姆萨染色，1000×）

1.癌细胞间"封入现象"；2.大小体积癌细胞

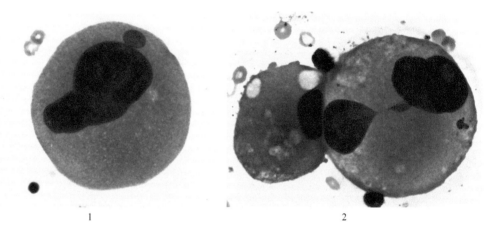

图 2-68　　腹水脱落细胞 2（瑞氏 - 吉姆萨染色，1000×）

1.畸形核癌细胞；2.单核、多核癌细胞

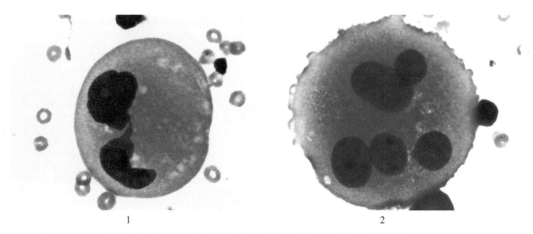

图 2-69　1.畸形核癌细胞；2.多核癌细胞，核大小不一（瑞氏 - 吉姆萨染色，1000×）

病例 17　患者，女，59 岁，卵巢癌术后腹膜转移（图 2-70）。

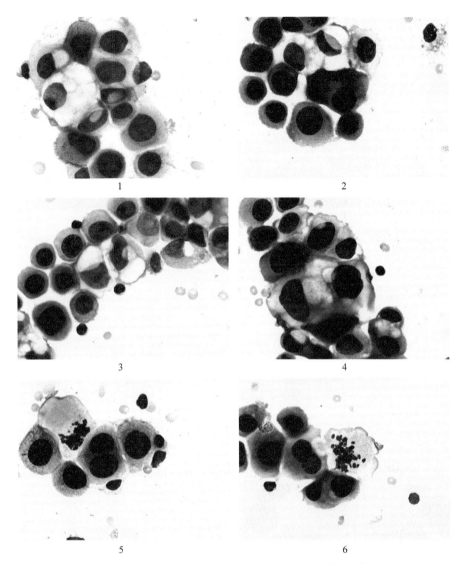

图 2-70 腹水脱落细胞，癌细胞团簇状分布，核大小、多少不一，染色质颗粒状、分布尚均匀，有的核仁易见，有的癌细胞可见类似血液病中的杯口细胞（核内包涵体，1，2）；胞质囊泡易见，显示腺癌特征（3，4），易见异常核分裂象（5，6）（瑞氏 - 吉姆萨染色，1000×）

病例 18　患者，女，47 岁，主因"间断腹部胀满不适 5 年，加重伴呕吐腹泻 4 个月"入院，腹水（图 2-71）。

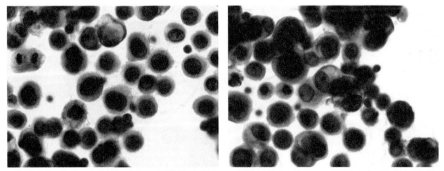

图 2-71 HE 染色，在瑞氏 - 吉姆萨干片上颗粒状尚均匀一致的核染色质在 HE 湿片上却表现出了明显的异形性，染色质增粗、染色质质点分布不均、核膜增厚，可见异常核分裂象，显示出恶性肿瘤细胞的明显的异形性

病例 19　患者，男，81 岁，左肺腺癌，胸腔积液（图 2-72）。

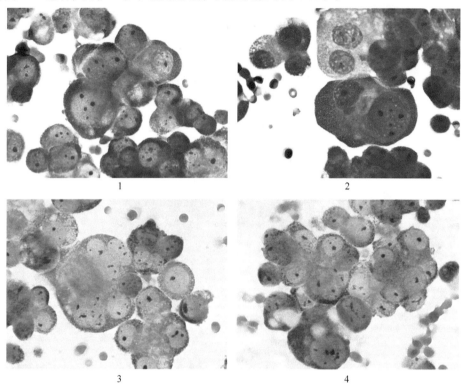

1

2

3

4

图 2-72　1，2.胸腔积液腺癌细胞：癌细胞散在或成团分布，核仁明显，多、乱、不规则。3，4.为黑白图片，1000×

病例 20　老年男性，咯血，CT 示右肺上叶占位（图 2-73）。

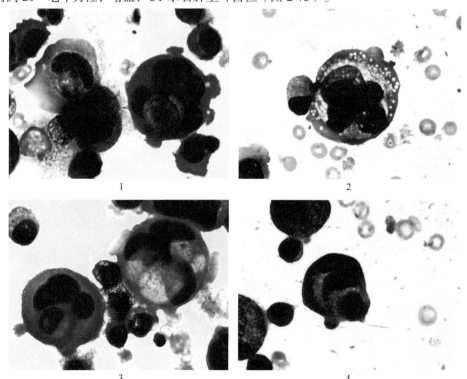

1

2

3

4

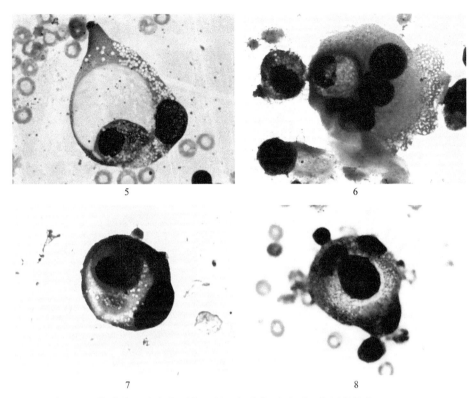

5

6

7

8

图 2-73 浆膜腔积液中典型的"封入细胞"（瑞氏 - 吉姆萨染色，1000×）

病例21 患者，男，75岁，不明原因血性胸腔积液（图 2-74，其中 9~12 图为另一男性老年患者胸腔积液腺癌细胞）。

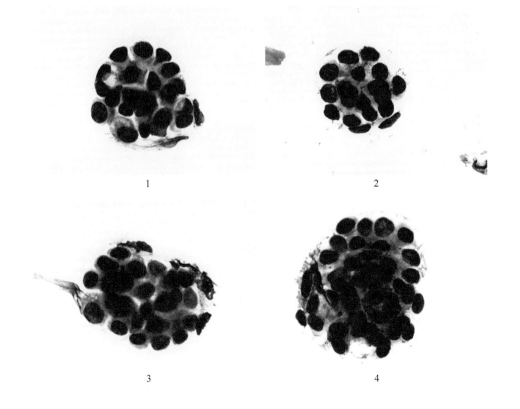

1

2

3

4

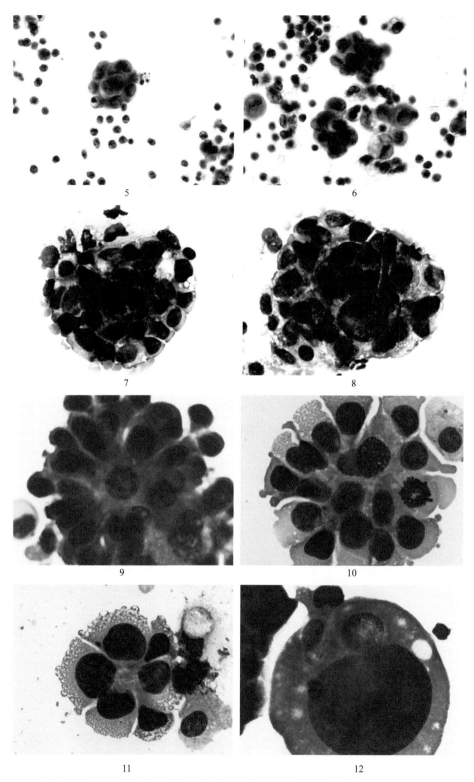

图 2-74　1~6. 瑞氏＋巴氏染色，瑞氏片上癌细胞呈菊形团样排列，细胞体积较小，染色质颗粒状，部分可见核仁；巴氏片上，癌细胞花环样排列，核质比增大，染色质粗糙深染。本例最终细胞块免疫组化证实为腺癌细胞。7、8. 菊形团样腺癌细胞，癌细胞大小不一、排列紊乱，核染色质粗糙，有的可见明显核仁，异形性明显，病例证实为腺癌细胞（9~12. 另一例菊形团样排列的胸腔积液腺癌细胞；12. 可见瘤巨细胞）

病例 22~ 病例 24 均为彩球样腺癌细胞。

病例 22 患者，男，77 岁，胸腔积液（图 2-75）。

图 2-75 足球样三维立体排列的腺癌细胞团，为病理证实（瑞氏 - 吉姆萨染色，1000×）

病例 23 患者，女，72 岁，胸腔积液查因（图 2-76）。

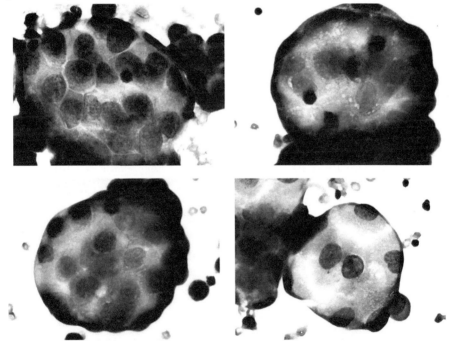

图 2-76 彩球样腺癌细胞团，癌细胞呈立体球团样排列，边缘平滑完整（瑞氏 - 吉姆萨染色，1000×）

病例 24 患者，68 岁，卵巢癌转移血性腹水。癌细胞呈立体彩球团样排列，球形团大小不一，所含癌细胞数量非常丰富（图 2-77、图 2-78）。

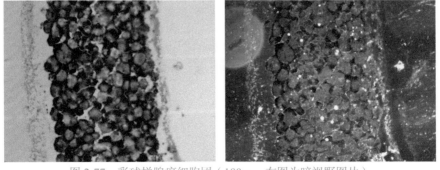

图 2-77 彩球样腺癌细胞团（100×，右图为暗视野图片）

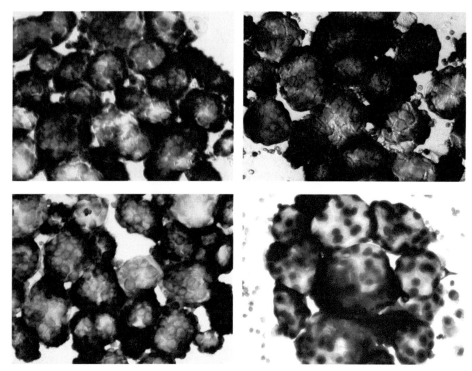

图 2-78　彩球样腺癌细胞团（瑞氏 - 吉姆萨染色，400×）

病例 25　图 2-79、图 2-80、图 2-81、图 2-82、图 2-83~ 图 2-87、图 2-88~ 图 2-90、图 2-91~ 图 2-92、图 2-93 为取自不同患者浆膜腔积液图片，均为浆膜腔腺癌细胞（瑞氏 - 吉姆萨染色，1000×）。

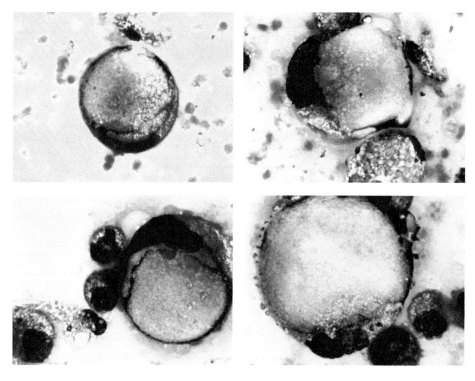

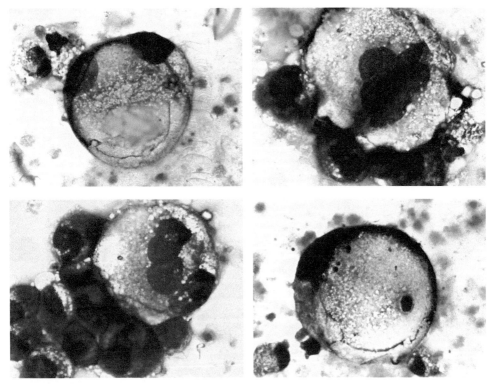

图 2-79　印戒细胞癌，胸腔积液腺癌细胞，胞体巨大，核极尽偏位，核染色质粗，核膜不整，有的可见核仁，异形性明显

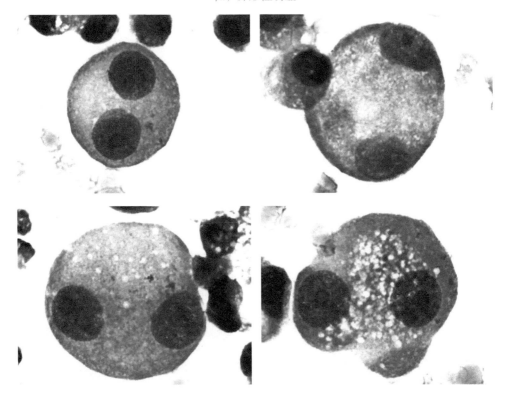

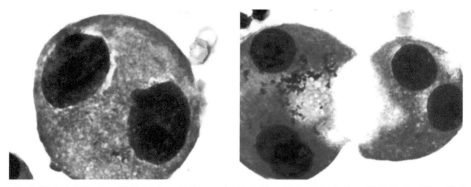

图 2-80　胸腔积液腺癌细胞，胞体巨大，单核、双核或多核，染色质粗粒状，部分核边不整，核仁明显，
大而深染，呈蛙眼样，胞质明亮蓝染，含较小空泡。典型腺癌细胞形态特征

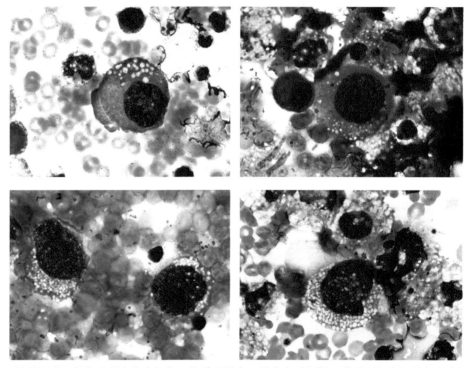

图 2-81　异形性明显的胸腔积液腺癌细胞，核质比增大，核染色质粗糙，核膜不规则，核仁巨大深染，胞
质和细胞核上可见大量小空泡

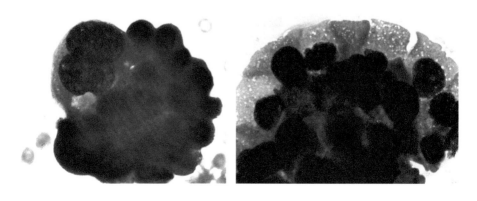

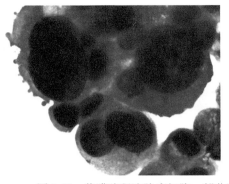
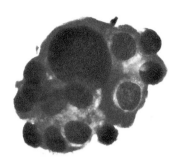

图 2-82 浆膜腔积液腺癌细胞，部分区域围成腺腔样结构，可见癌巨细胞

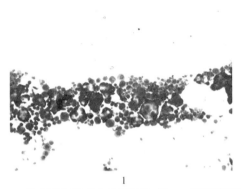
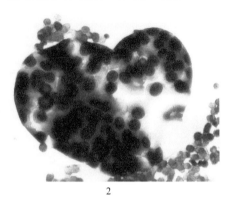

图 2-83 1.低倍镜下腺癌细胞团细胞核；2.癌细胞排列成心形，但仔细看，染色质虽然细致均匀，看似温良，但排布呈醉酒状，即细胞排布不均匀，有的区域相对密集、有的地方相对稀疏，部分重叠

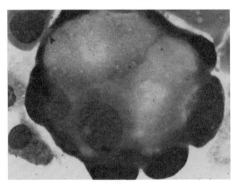
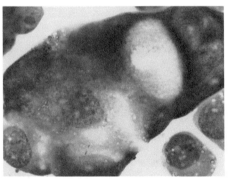

图 2-84 癌细胞核贴边，胞质浑厚不透明，显示腺癌三维立体癌细胞团特征

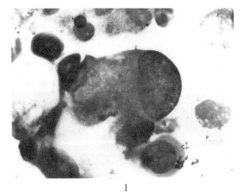
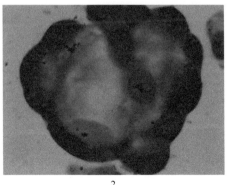

图 2-85 1.巨大体积癌细胞，核极尽贴边；2.核极尽贴边，显示腺癌细胞特征

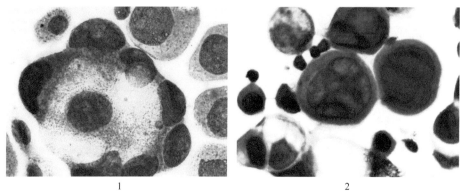

图 2-86 1.核异形性不大，但核贴边、三维立体感，显示腺癌细胞特征；2.癌细胞体积巨大，异形性明显

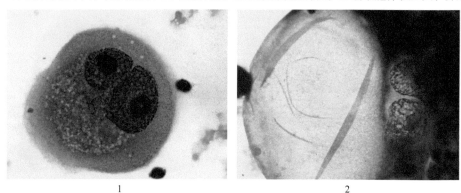

图 2-87 1.癌细胞体积巨大，核仁蓝染、巨大，显著异形性；2.胞质丰富、不透亮，与吞噬细胞不同

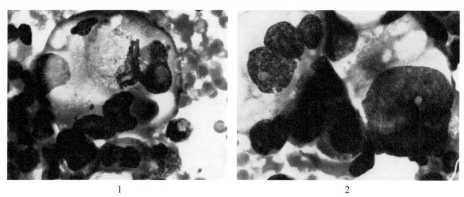

图 2-88 1.癌细胞呈彩球样，核边不整，染色质分布不均；2.癌细胞核大小不一、染色质分布不均

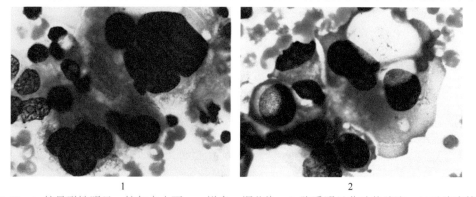

图 2-89 1.核异形性明显，核仁大小不一、增多、深蓝染；2.胞质明显分叶状腺泡，显示腺癌特征

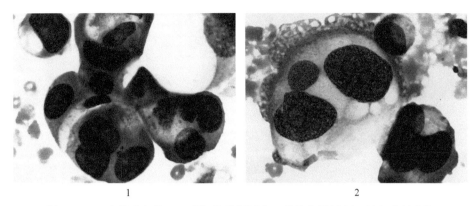

图 2-90　1.多核癌细胞；2.癌细胞体积巨大、核染色质增粗、核仁大且蓝染

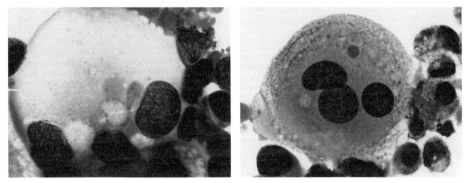

图 2-91　多核癌细胞，染色质粗、核仁明显

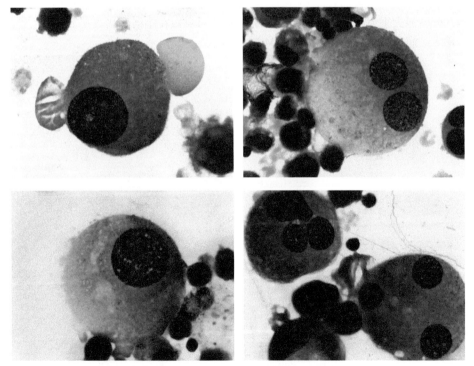

图 2-92　腺癌细胞，胞体巨大，细胞核偏小，粗粒状，核仁明显，单核、双核、多核瘤细胞均可见

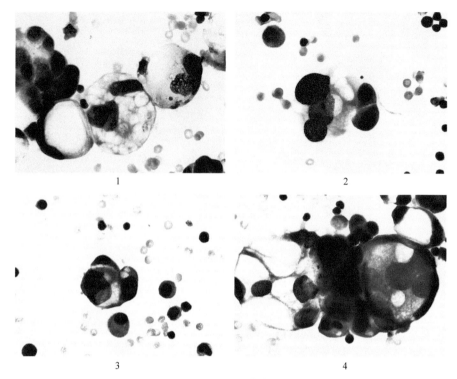

图 2-93 卵巢癌

1.癌细胞呈腺腔样排列；2.异常核分裂象；3.癌细胞核半明半暗；4.癌细胞团，三维立体感，核贴边，可见分叶状空泡

病例 26 患者，女，50 岁。查胸部 CT 示：右侧大量胸腔积液，为进一步诊治而就院，门诊以"胸腔积液"收入。胸部 CTPA 扫描：双肺上叶可见条片状致密影，左肺上叶团块影大小约 50mm × 42mm，原大小为 41mm × 37mm；双肺实质内可见散在小结节状致密影，支气管血管束走行紊乱、增重。病理诊断：肺腺癌（图 2-94）。

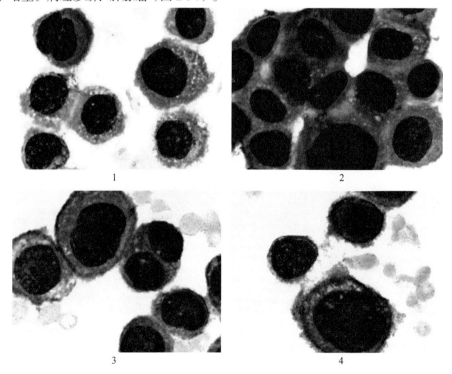

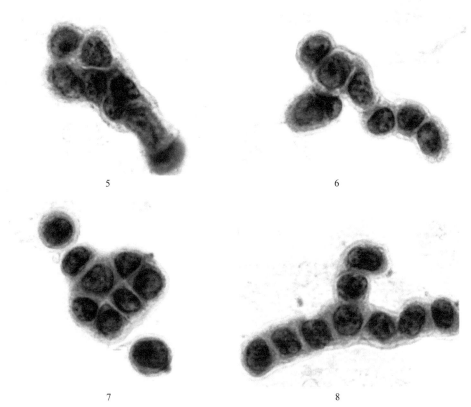

图 2-94 1.癌细胞核质比增大，染色质粗糙，胞质边缘不整，瑞氏染色下边缘呈粉红色，边缘不整，需要与增生间皮细胞、间皮瘤细胞鉴别；2.癌细胞胞质融合；3、4.癌细胞大小不一，染色质粗糙、异形性明显；5.癌细胞核染色质质点增多，巴氏染色；6.癌细胞核染色质质点增多，核膜薄厚不均，巴氏染色；7.癌细胞排列成墨水瓶样，巴氏染色，细胞块免疫标记证实为腺癌细胞；8.癌细胞排列成人形，巴氏染色（1000×）

病例 27　患者，女，80 岁，大量胸腔积液（图 2-95~ 图 2-100）。

图 2-96~ 图 2-100 为图 2-95 病例 1 个月后复查脱落细胞图片。CT 示胸膜增厚，由于患者年龄大，家属放弃进一步病理活检，未能明确诊断。但结合细胞形态学和影像学检查，要在恶性间皮瘤细胞和腺癌细胞之间鉴别。

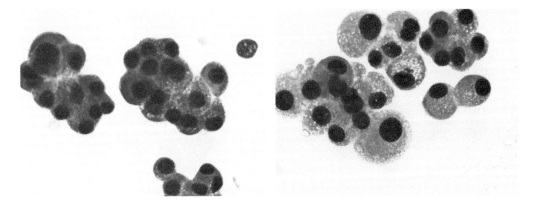

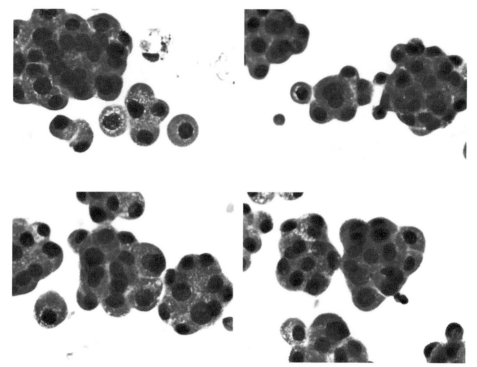

图 2-95　胸腔积液大量成团细胞（瑞氏 - 吉姆萨染色，×1000）

该病例核大小不一，胞质融合、呈团，可见较多小空泡，成团细胞其周围细胞呈乒缘状。建议细胞块免疫组化染色鉴别间皮瘤 /
腺癌 / 增生间皮细胞，患者随访

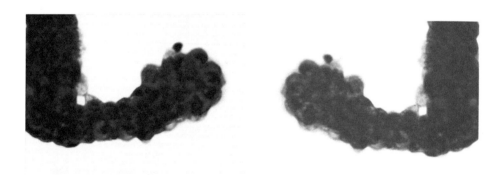

图 2-96　细胞排列成腺管样、条索状，细胞密度大（瑞氏 - 吉姆萨染色，1000×）

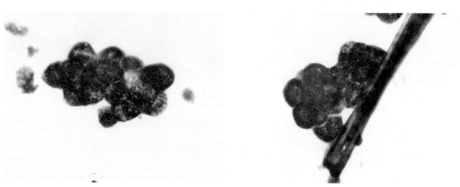

图 2-97　糖原染色呈阳性（1000×）

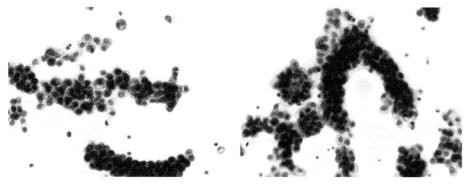

图 2-98　巴氏染色，细胞呈条索状或腺管样排列（400×）

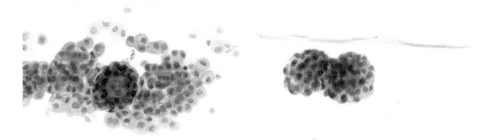

图 2-99　细胞呈花环样、彩球样排列，细胞外围细胞钉样突起，左图中央呈红色基质（巴氏染色，400×）

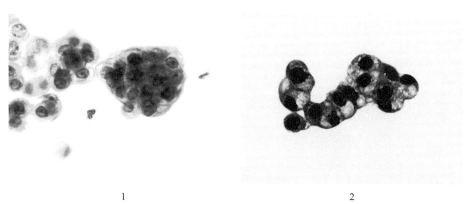

1　　　　　　　　　　　　2

图 2-100　高倍镜下，细胞呈条索样、团簇样、不规则样，核仁明显、核染色质增粗、核膜不规则，呈现一定的异形性（1.巴氏染色，1000×；2.瑞氏-吉姆萨染色，1000×）

病例 28　图 2-101、图 2-102、图 2-103、图 2-104、图 2-105~ 图 2-107 为来自不同患者的浆膜腔积液腺癌细胞。

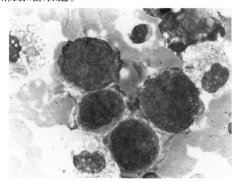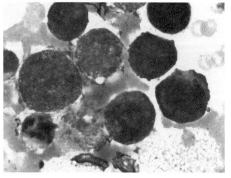

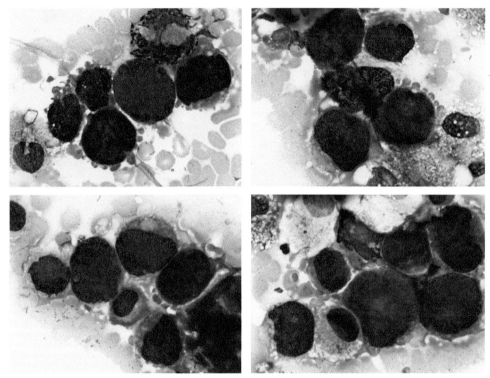

图 2-101　肿瘤细胞散在分布，核质比增大，染色质粗糙、核膜不整，腹水低分化腺癌细胞（瑞氏-吉姆萨染色，1000×）

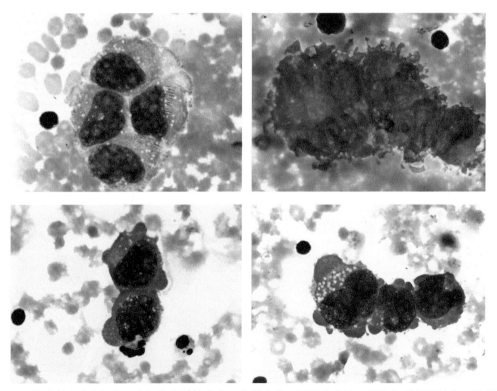

图 2-102　胸腔积液腺癌细胞，癌细胞胞质较丰富，胞质蓝染，可见小空泡，核染色质粗颗粒状，核膜不规则，核仁明显（瑞氏-吉姆萨染色，1000×）

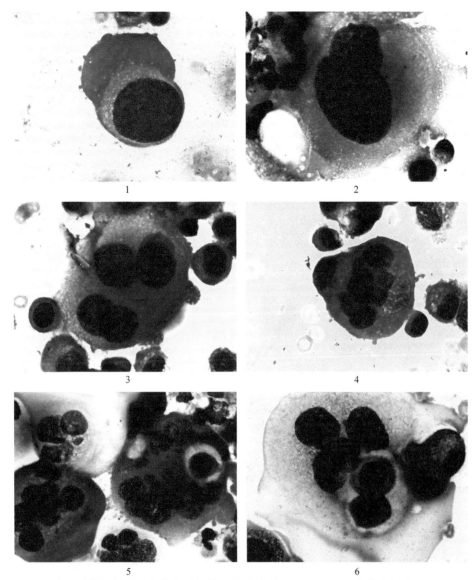

图 2-103　1，2.癌细胞体积较大，核染色质粗糙，异形性明显；3，4.可见多核瘤细胞；5，6.可见癌细胞吞噬现象，即"封入细胞"（瑞氏 - 吉姆萨染色，1000×）

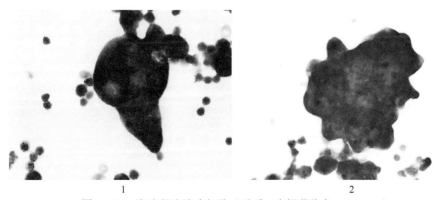

图 2-104　胸腔积液腺癌细胞（瑞氏 - 吉姆萨染色，1000×）

1.腺癌细胞团，似蘑菇样；2.腺癌细胞团，似人的侧脸

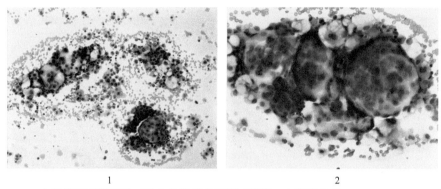

1   2

图 2-105　中低倍镜下彩球样三维立体腺癌细胞团（瑞氏 - 吉姆萨染色，1. 200×；2. 400×）

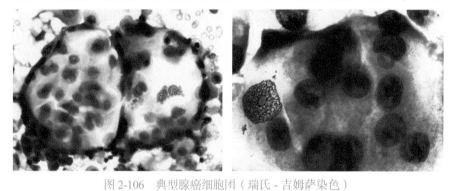

图 2-106　典型腺癌细胞团（瑞氏 - 吉姆萨染色）

一种三维的恶性上皮细胞球，显示出由相邻细胞的细胞质膜融合面形成的特征性光滑的外边界。这种现象是浆膜腔积液中腺癌的高度特征。这与间皮瘤细胞不规则的外缘形成了鲜明的对比

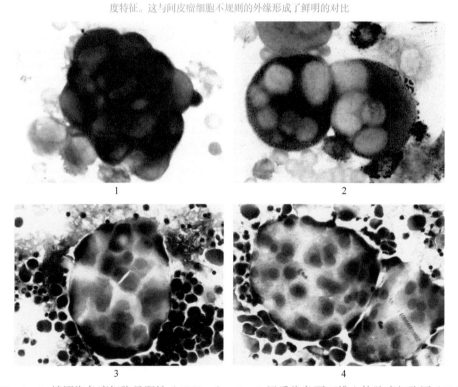

1   2

3   4

图 2-107　1，2.糖原染色癌细胞呈阳性（1000×）；3，4.巴氏染色下三维立体腺癌细胞团（1000×）

4.3 浆膜腔积液鳞癌

浆膜腔积液鳞癌细胞较少查到，但在痰涂片中却不时查到鳞癌细胞，图2-108是痰涂片查到鳞癌细胞的病例。

鳞癌可分为高分化鳞癌、中分化鳞癌、低分化鳞癌，高分化鳞癌细胞多呈不规则形，多边、多角，可呈蝌蚪状、纤维状、梭形，偶可见角化珠，核多不规则，可见核不规则凸出、凹陷，奇形怪状，染色质粗糙、深染，HE染色下呈墨炭样，细胞染色质较丰富。中低分化鳞癌，常可见清晰核仁，胞质相对较少。

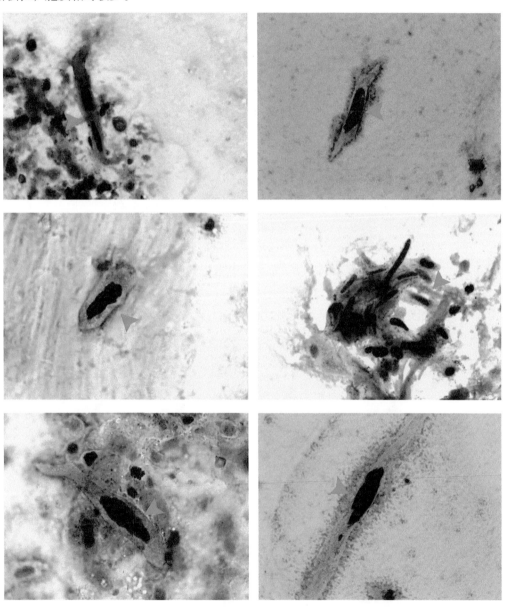

图 2-108　痰涂片—鳞癌（瑞氏 - 吉姆萨染色，1000×）

▲所示为癌细胞；癌细胞核染色质粗糙且分布不均、核染色质浓集深染，核膜不整，异形性明显

病例 1　患者，男，72 岁，咯血，增强 CT 示右肺门区可见不规则致密影，边界欠清楚，病灶包绕右肺下叶背段动脉、致其狭窄，考虑中央型肺癌（图 2-109~图 2-113）。

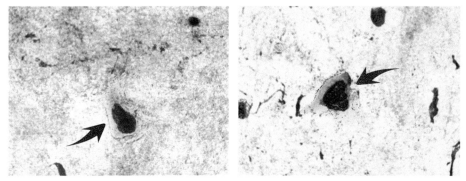

图 2-109　箭头所指为鳞癌细胞，核畸形、深染，核边不整，异形性明显（瑞氏 - 吉姆萨染色，1000×）

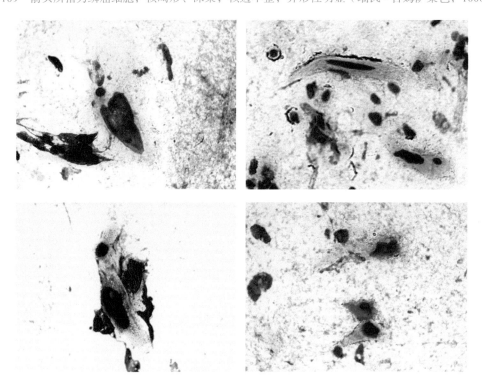

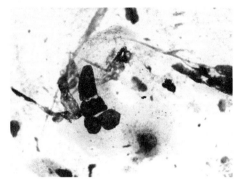

图 2-110　鳞癌细胞呈梭形，胞质在瑞氏片上呈浅蓝、浅绿色，核深染，核边不整（瑞氏 - 吉姆萨染色，1000×）

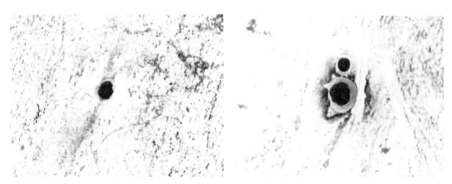

图 2-111　鳞癌细胞，体积较小，核深染，核边不整（瑞氏 - 吉姆萨染色，1000×）

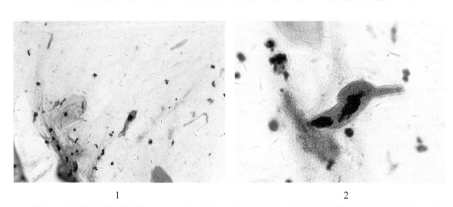

1　　　　　　　　　　　　　　　　　　2

图 2-112　HE 染色，纤维样鳞癌细胞，核如墨炭样，核边不整，油镜下核染色质浓聚不均，核膜不整，胞质角化（1.400×；2.1000×）

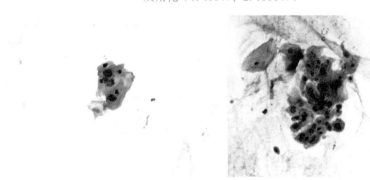

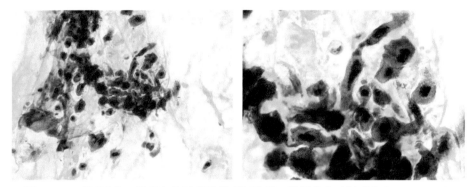

图 2-113　成团聚集、排列杂乱无章的鳞癌细胞团，胞质角化（巴氏染色，1000×）

病例 2　一例确诊鳞癌的老年患者（图 2-114）。

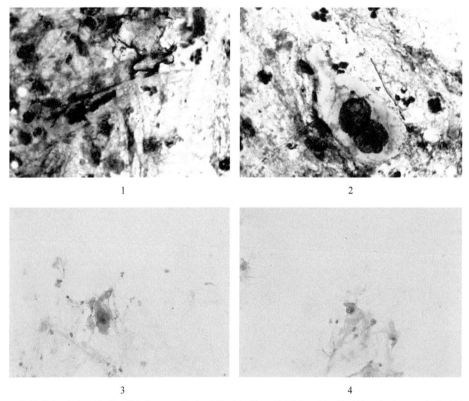

图 2-114　痰脱落细胞查到角化型鳞癌，HE 染色示胞质红染，拖尾状，核不规则。瑞氏片上胞质呈淡蓝绿色，核深染，呈 "一" 字形和 "8" 字形，核膜不规则，异形性明显。符合角化型鳞癌细胞学特点（1，2. 瑞氏 - 吉姆萨染色，1000×；3，4. 巴氏染色，400×）

4.4　浆膜腔积液小细胞癌

病例　患者，男，79 岁，CT 示右肺门及后纵隔占位，中央型肺癌可能性大，伴纵隔淋巴结转移、右侧胸膜转移，右侧胸腔积液。本例病理细胞块免疫组化证实为小细胞癌（图 2-115~图 2-119）。图 2-120 为另一例病理确诊为小细胞癌的病例。

胸腔积液小细胞癌描述：葡萄状排列的细胞群，或镶嵌排列成"脊椎骨样"。细胞重叠，胞质极少或呈裸核样，核呈圆形、卵圆形或短梭形，体积为淋巴细胞的 1~3 倍，染色质呈粗颗粒状。保存好的细胞染色质呈均匀分布的细颗粒状，一般没有核仁，常有几个较粗的染色质中心，呈现所谓的胡椒盐核。

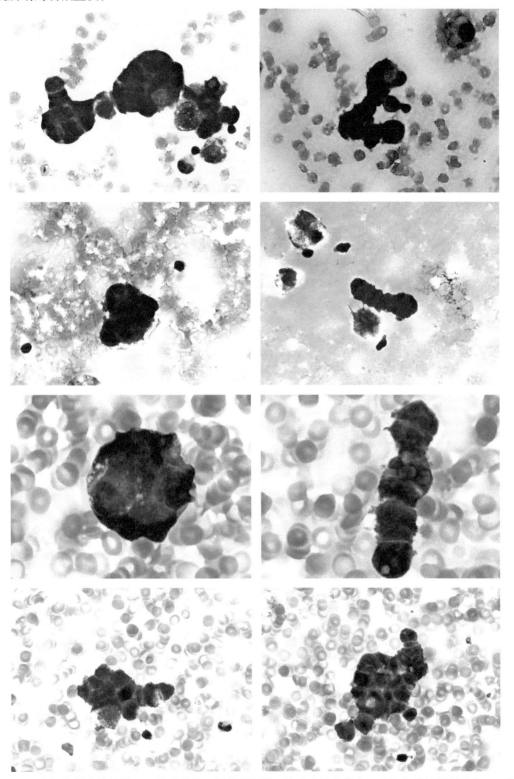

图 2-115　癌细胞紧密堆叠排列，呈列兵样、假菊形团样，核质比异常增大，核染色质呈粗颗粒状，无核仁
（瑞氏 - 吉姆萨染色，1000×）

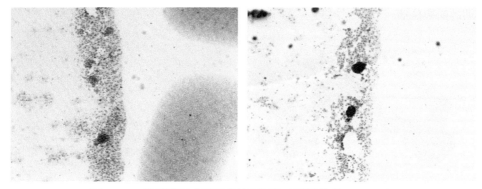

图 2-116 低倍镜下成团聚集的癌细胞（巴氏染色，100×）

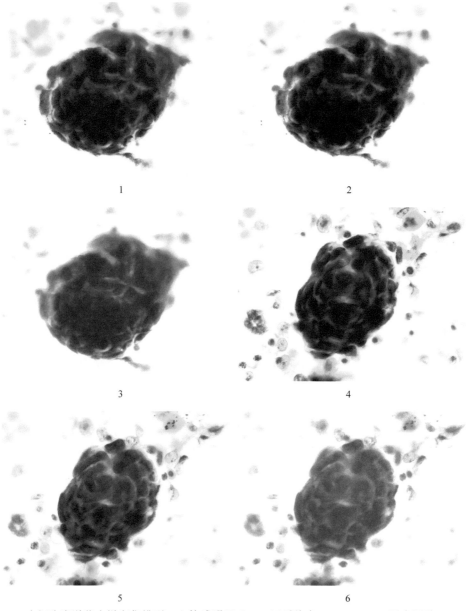

图 2-117 小细胞癌洋葱皮样密集排列，立体感明显（1~5.巴氏染色，1000×；6.黑白图片，1000×）

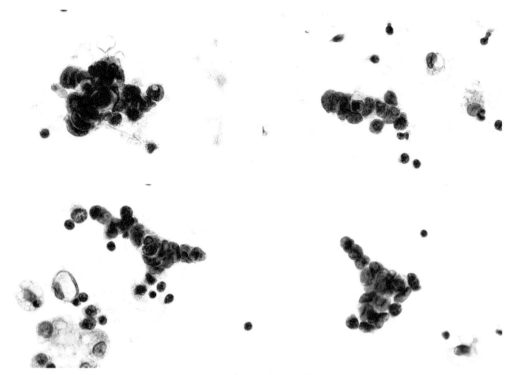

图 2-118 小细胞癌叠瓦状或列兵样排列，染色质呈典型的胡椒盐样，无核仁（巴氏染色，1000×）

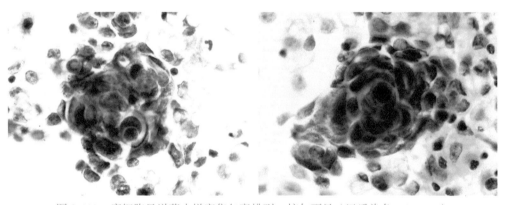

图 2-119 癌细胞呈洋葱皮样密集包裹排列，核仁不见（巴氏染色，1000×）

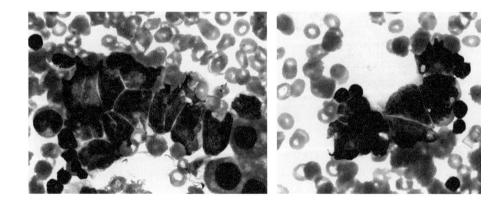

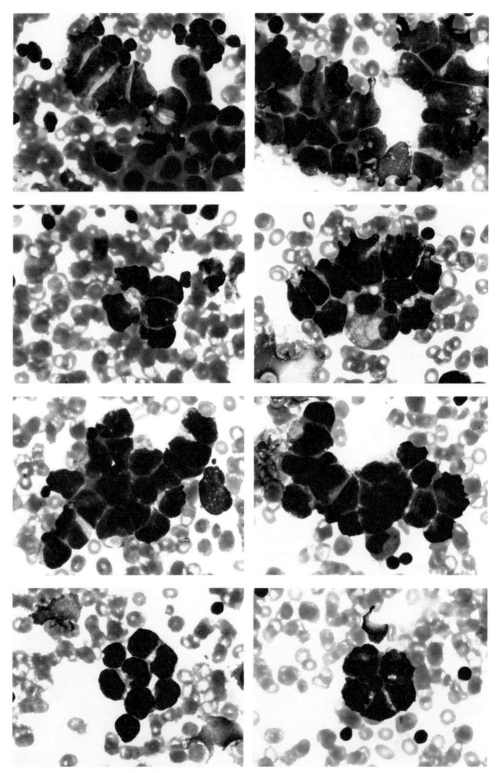

图 2-120   胸腔积液细胞呈砌砖样排列、脊椎骨样排列或聚集呈团簇样（瑞氏 - 吉姆萨染色，1000×）

胸腔积液小细胞癌癌细胞呈菊形团状、列兵样排列、砌砖样排列，核边不整，核质比异常增高，核染色质细致或粗糙、核仁不明显。本例病理确诊小细胞肺癌胸膜转移

4.5 浆膜腔积液淋巴瘤细胞

病例 某患者腹水细胞免疫组化检查：异常淋巴细胞 LCA（＋），CD20（＋），CD79a（＋），MuM-1（＋），Vim（－），CD34（－），CD3（－），CD5（－），CD30（部分＋），CD15（－），CD10（－），TDT（－），MPO（－），Bcl-2（－），Bcl-6（－），EBV（－），PCK（－），Ki-67 阳性率为 40%~50%。最后诊断：弥漫性大 B 细胞淋巴瘤（图 2-121、图 2-122）。

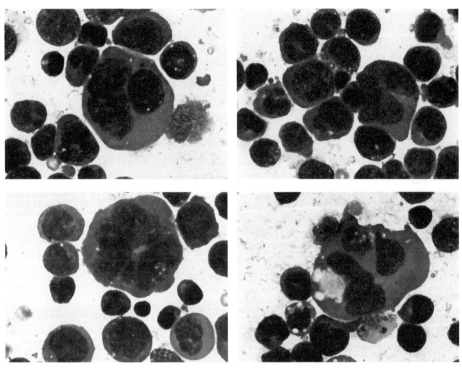

图 2-121 瘤细胞单核、多核，核染色质粗糙，核仁可见，胞质蓝染，无颗粒，形态学倾向淋巴瘤细胞
（瑞氏 - 吉姆萨染色，1000×）

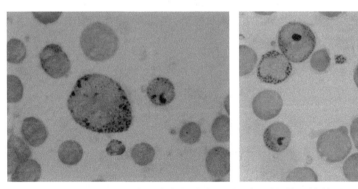

图 2-122 糖原染色部分瘤细胞呈粗颗粒状、块状（1000×）

第三篇　脑脊液细胞学

1　脑脊液细胞概述

脑脊液细胞学检查是临床常规检测方法之一，主要用于诊断中枢系统肿瘤（包括转移瘤、白血病细胞）、感染（如化脓性脑膜炎、病毒性脑膜炎、真菌性感染）等疾病。

脑脊液的正常细胞成分：少量淋巴细胞、单核细胞、脑室的脉络丛细胞、室管膜细胞、神经胶质细胞、神经元细胞。

（1）淋巴细胞：可见于正常人，病毒性、结核性、真菌性脑膜炎，多发性硬化，疾病各阶段均可发现。淋巴细胞和单核细胞的混合物常见于病毒性、结核性和真菌性脑膜炎。病毒感染过程中经常出现深蓝色细胞质的反应性淋巴细胞。中度升高的白细胞计数与增加的正常和反应性淋巴细胞与浆细胞可能是多发性硬化或其他退行性神经系统疾病的指征。

（2）中性粒细胞：除细菌性脑膜炎外，在病毒性、真菌性、结核性和寄生虫性脑膜炎的早期（1～2天）也可见中性粒细胞增多。

（3）单核细胞：可见于正常人，病毒性、结核性和真菌性脑膜炎，多发性硬化。巨噬细胞可能含有吞噬的红细胞，含铁血黄素颗粒和含铁血黄素结晶，可见于脑出血。红细胞进入脑脊液后2～4小时可出现巨噬细胞。增加的巨噬细胞是先前出血的指征。被吞噬的红细胞进一步降解，出现深蓝色或黑色含铁血黄素颗粒。

（4）嗜酸性粒细胞：脑脊液中可见嗜酸性粒细胞增多，与寄生虫感染、某些真菌感染和引入异物相关。

（5）原始血细胞/其他血液肿瘤细胞：可见于急性白血病脑膜转移、恶性淋巴瘤、浆细胞肿瘤。

（6）恶性肿瘤细胞：为脑脊液恶性病变转移性肿瘤或原发肿瘤。中枢神经系统原发肿瘤包括：低度恶性星形细胞瘤、高度恶性星形细胞瘤（脑脊液中罕见）、少突胶质细胞瘤、室管膜细胞瘤、髓母细胞瘤、颅内神经母细胞瘤、视网膜母细胞瘤、中枢神经系统肉瘤、原发脑膜黑色素瘤、转移性黑色素瘤、转移癌。

2　脑脊液正常细胞比例

脑脊液正常细胞比例见表3-1。

表 3-1　脑脊液正常细胞比例

名称	成人（%）	新生儿（%）
淋巴细胞	62±34	20±18
单核细胞	36±20	72±22
中性粒细胞	2±5	3±5
其他细胞	罕见	罕见

3　脑膜炎类型及相应脑脊液细胞学特点

脑膜炎类型及相应脑脊液细胞学特点见表 3-2。

表 3-2　脑膜炎类型及相应脑脊液细胞学特点

脑膜炎及其他中枢系统疾病	脑脊液细胞学特点
化脓性脑膜炎	化脓性脑膜炎急性期脑脊液细胞表现为中性粒细胞增多，可见核左移及退行性改变。可见中性粒细胞吞噬细菌，细胞外找到细菌，结合临床即可确诊。但中性粒细胞升高而未找到细菌者应与结核性脑膜炎中性粒细胞增多相鉴别。化脓性脑膜炎急性期中性粒细胞绝对数一般比结核性脑膜炎高，而免疫活性细胞不如结核性脑膜炎多，化脓性脑膜炎只要治疗有效，中性粒细胞将在 3 ~ 5 天内急剧下降，而结核性脑膜炎尽管持续进行抗结核治疗，仍有一定数量的中性粒细胞，而且持续时间长
结核性脑膜炎	结核性脑膜炎急性期大部分呈以中性粒细胞为主的混合细胞反应。如有不规则的抗结核治疗可呈淋巴细胞增多为主的混合细胞反应。但始终有一定比例的免疫活性细胞、激活单核细胞及中性粒细胞等多种细胞混合反应，这种特征对结核性脑膜炎的诊断，尤其是早期诊断具有临床诊断价值。如抗结核治疗有效，则中性粒细胞减少，甚至消失，有核细胞数也随之降低。未经治疗的结核性脑膜炎中性粒细胞可达 80% ~ 90%。有人认为在中枢神经系统感染急性期脑脊液中如无中性粒细胞，则可基本排除结核感染的可能。张继萍等分析了 30 例耐药结核性脑膜炎脑脊液细胞学得出所有标本都出现过一定比例的中性粒细胞，23 例单耐药、多耐药患者随着病情好转，中性粒细胞减少变成中性粒细胞、单核细胞、淋巴细胞比例相当的混合细胞反应，同时伴有少量浆细胞、嗜酸性粒细胞出现，随后单核细胞、激活的淋巴细胞明显增多，当激活单核细胞的比例达到 20% 以上，并可见单核 - 巨噬细胞时，患者的脑脊液白细胞总数一般会在 3 ~ 5 日内急剧下降。3 例单耐药、5 例多耐药患者中性粒细胞曾一度下降，但由于病情恶化，持续呈混合细胞反应，经变换用药方案和激素减量，其中 1 例单耐药、1 例多耐药脑脊液细胞突然出现较多的单核细胞和激活单核细胞，后呈淋巴细胞反应而康复，其余 2 例单耐药、2 例多耐药治疗无效，至死亡时一直为混合细胞反应，其中 2 例多耐药患者嗜中性粒细胞一直处于高水平，呈混合细胞学反应，直至死亡
病毒性脑膜炎	病毒性脑膜炎急性期可呈短暂的中性粒细胞反应，但反应时间极短而不易见到，常在发病 1 ~ 2 天被典型的淋巴细胞所代替，并易见激活淋巴细胞。无论治疗与否，大多迅速进入淋巴细胞或激活淋巴细胞反应期 (通常在 3 天以内)
新型隐球菌性脑膜炎	新型隐球菌性脑膜炎脑脊液细胞与结核性脑膜炎相似，急性期呈以中性粒细胞增多为主的混合细胞反应，慢性期呈以淋巴细胞增多为主的混合细胞反应。而且常可找到隐球菌而得到病原学确诊
中枢神经系统肿瘤	肿瘤细胞或白血病细胞
脑寄生虫病	脑囊虫病发生时，寄生虫一旦进入中枢神经系统就形成一种抗原物质，刺激参与免疫反应的嗜酸性粒细胞增生，导致嗜酸性粒细胞持续增多的脑脊液细胞异常

4 人脑解剖示意图

人脑解剖示意图如图 3-1、图 3-2。

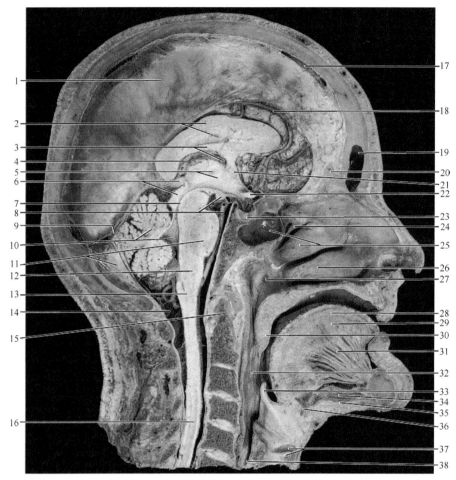

图 3-1 人脑解剖示意图

1.大脑镰；2.胼胝体与透明隔；3.室间孔和穹隆；4.第三脑室脉络丛和大脑内静脉；5.第三脑室与丘脑间粘连；6.中脑的神经体和胶原；7.中脑水管；8.乳头体和基底动脉；9.直窦；10.第四脑室和小脑；11.小脑桥和镰；12.延髓；13.中央管；14.小脑延髓池；15.齿状突；16.脊髓；17.上矢状窦；18.大脑前动脉；19.额窦；20.鸡冠；21.喙前联合；22.视交叉；23.垂体；24.上鼻甲；25.中鼻甲和蝶窦；26.下鼻甲；27.咽鼓管咽口；28.舌上纵肌；29.舌垂直肌；30.悬雍垂；31.颏舌肌；32.咽；33.会厌；34.颏舌骨肌；35.下颌舌骨肌；36.舌骨；37.喉声带和声窦；38.食管

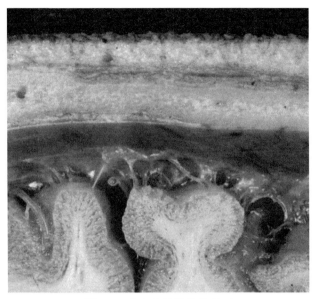

图 3-2　头皮和脑膜的横截面

显示蛛网膜下隙空间

5　脑脊液细胞学检查

1. 脑脊液单核 - 巨噬细胞　如图 3-3 所示。

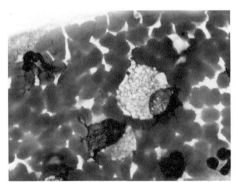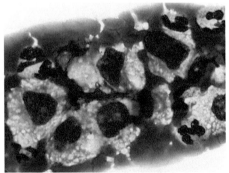

图 3-3　脑脊液良性细胞（瑞氏 - 吉姆萨染色，1000×）

单核 - 巨噬类细胞，胞质泡沫样，可吞噬异物

2. 脑脊液隐球菌　如图 3-4 所示。

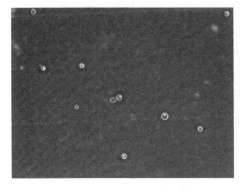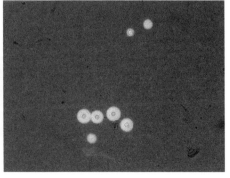

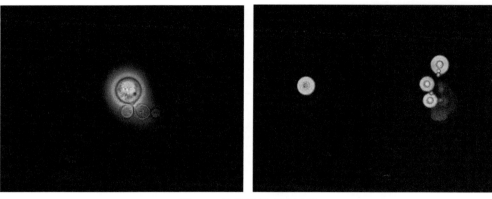

图 3-4　脑脊液新型隐球菌

墨汁染色，菌体外层为肥厚荚膜，似倒扣的小碗，还可见出芽现象

3. 脑脊液转移腺癌细胞　如图 3-5、图 3-6 所示。

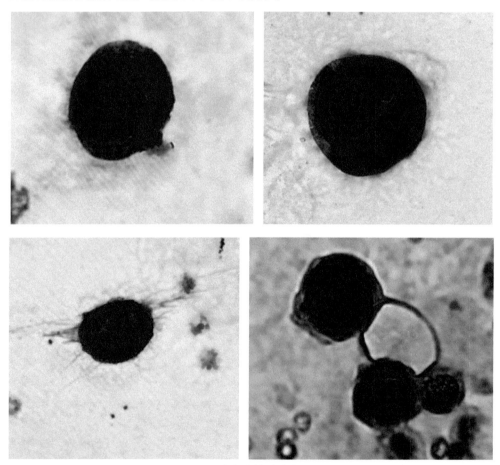

图 3-5　脑脊液转移腺癌细胞

瑞氏 - 吉姆萨染色，油镜，见巨大体积癌细胞，核质比增高，查到癌细胞。癌细胞数量相对较少，胞体大小不一，可见巨大体积癌细胞，可见癌细胞核贴边、偏位、质红蓝染。癌细胞核质比明显增大，染色质增粗，显示明显异形性，形态学提示恶性肿瘤细胞。结合病史考虑腺癌脑膜转移

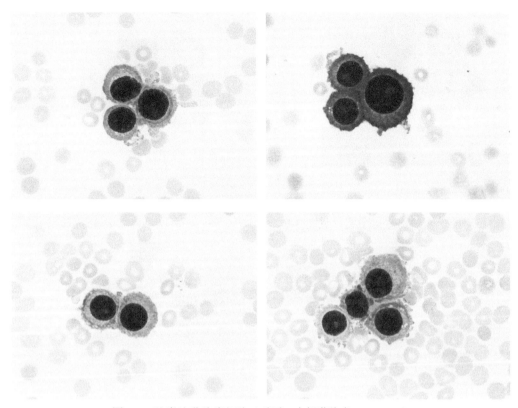

图 3-6 脑脊液乳腺癌细胞（瑞氏 - 吉姆萨染色，1000×）

患者，女，46 岁，因头痛就诊，有乳腺癌病史。脑脊液常规：有核细胞计数 44×10⁶/L；脑脊液生化：脑脊液蛋白 0.55g/L，葡萄糖 2.4mmol/L，氯化物 126.7mmol/L，乳酸 2.71mmol/L；脑脊液细胞学发现明显异形细胞，胞体大，核仁明显，胞质深染呈强嗜碱性，胞膜瘤状突起，成团聚集，边界清晰

4. 脑膜瘤细胞 如图 3-7 所示。

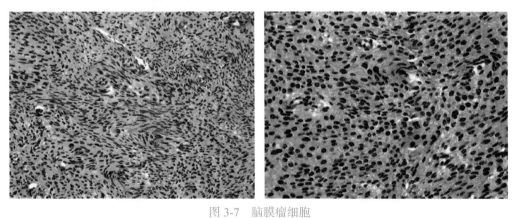

图 3-7 脑膜瘤细胞

HE 染色，肿瘤细胞呈卵圆形、核染色质细致、瘤细胞呈旋涡样排布，并易见到钙化小体（沙粒体）

5. 脑脊液淋巴瘤细胞 如图 3-8 所示。

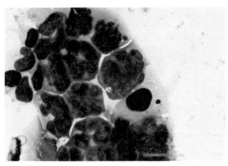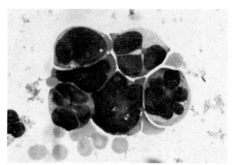

图 3-8　脑脊液淋巴瘤细胞

瘤细胞体积偏大，核染色质略粗糙，染色质分布不均，核呈花瓣样。胞质蓝染、透明

6. 脑脊液恶性黑色素瘤细胞　见图 3-9。

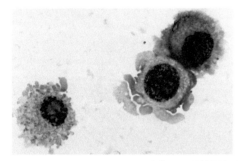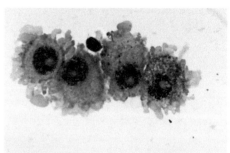

图 3-9　脑脊液恶性黑色素瘤细胞

瘤细胞胞体大，核偏向一侧，染色质粗糙，核仁巨大，胞质可见黑色素颗粒

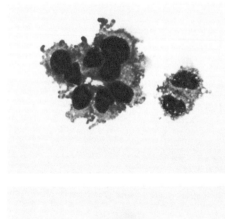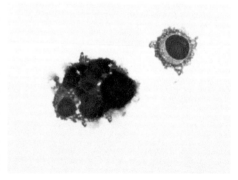

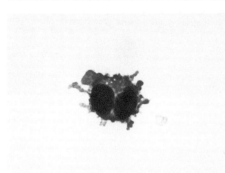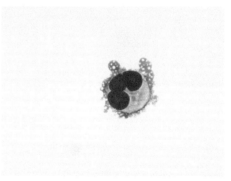

图 3-10　脑脊液恶性黑色素瘤细胞（瑞氏 - 吉姆萨染色，1000×）

患者，男，36 岁，因头痛就诊，确诊为中枢神经系统黑色素瘤。脑脊液常规：有核细胞计数 1×10^9/L，球蛋白定性 +。脑脊液细胞学发现明显异形细胞，胞体大，核染色质粗糙状，有的可见蓝染核仁，胞质深染呈强嗜碱性，胞膜可见瘤状突起，边界不清晰，部分细胞胞质内可见大量黑色颗粒，可见空泡，瘤细胞散在或成团聚集分布

7. 脑脊液神经胶质瘤细胞　　如图 3-11 所示。

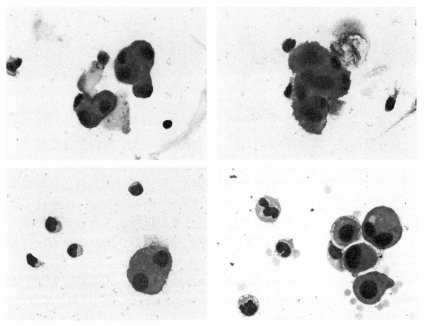

图 3-11　脑脊液神经胶质瘤细胞（瑞氏 - 吉姆萨染色，1000×）

患者，男，19 岁，因"无明显诱因下出现行走缓慢，右下肢乏力"就诊，最终诊断：神经胶质瘤。脑脊液常规：有核细胞计数 106×10⁶/L；脑脊液生化：脑脊液蛋白 1.07g/L，葡萄糖 5.3mmol/L，氯化物 118.2mmol/L，乳酸 3.42mmol/L；脑脊液细胞学发现明显异形细胞，胞体大，可见核仁，胞质深染呈强嗜碱性，胞膜可见绒毛样结构，成团聚集，边界不清晰

8. 原发中枢神经系统浆母细胞淋巴瘤　　如图 3-12 所示。

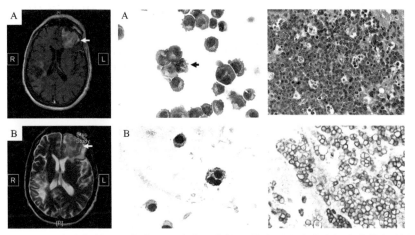

图 3-12　原发中枢神经系统浆母细胞淋巴瘤的 X 线表现和脑脊液细胞学检查所见

左 A 图不典型的浆细胞样细胞，箭头所指为异常核分裂象（DQ 染色，600×）。左 B 图非典型浆细胞样细胞，可见三核浆细胞样肿瘤细胞，有的可见核仁，胞质淡蓝色。右 A 图组织病理学上，肿瘤细胞核不规则、偏心位分布。右 B 图 CD138 染色，肿瘤细胞呈阳性反应（免疫染色，200×）

第四篇 痰脱落细胞学

1 痰标本的收集和标本制作

1. 咳痰 最好是晨痰。嘱患者吐尽口水，用力从肺内咳出，可以多咳几次。

2. 痰的收集和送检 咳痰时最好有医护人员在现场，指导患者正确咳痰。肉眼观察痰液是否合格：黏性有灰白色物样痰、陈旧性血丝样痰、脓性痰及无黏性坏死样痰等为合格痰。痰量不限，一次送痰一般为 1~3 口痰。采用直径大于 7cm 的痰盒，其内应干燥无水分。注意不能采用盛药物的瓶子。痰液收集好后应立即送检，以保持标本新鲜，切忌久置不送或痰液干燥后再送。一般收集后 1 小时内送检。原则上连续送检 3 次。送检前应在标本盒上做好标记。

3. 痰液标本的大体观察 痰液标本接收后应立即处理制片。先观察标本性状及颜色。

4. 标本制备（制片） 轻轻拨开痰液并用镊子取出灰白色或陈旧性血丝部分进行涂片，若太厚则用另一张玻片贴压涂两张片，操作必须细致。干片 2 张，行瑞氏染色，相同方法制片 2 张，立即放入 95% 乙醇溶液中进行固定（湿片状态）。

2 痰脱落细胞镜检要求

全面细致地观察涂片每一视野，不能有死角。在发现有坏死及异形细胞的视野时应沿黏液丝走向展开观察，这样可以节约镜检时间。好的标本中应该有吞噬细胞，而鳞状细胞较少，后者的出现代表大多数情况下是口腔上皮的出现。出现坏死细胞意味着有结核或鳞状细胞癌的可能，提示寻找进一步的证据。影细胞的形态表现，可以分辨是何种细胞；若是淋巴细胞的影细胞，可能是结核；若是多边形影细胞，则可能是鳞状细胞癌；若是小圆细胞的影细胞，则可能含有深染的未分化癌细胞。腺癌细胞大多数有团状结构、腺样结构、菊形结构、梁状结构或球形结构等。要注意咽喉部的化生细胞，其核有时深染并有畸形，有可能误为鳞状细胞癌的细胞表现。

3 痰脱落细胞诊断语言

①不满意标本，不能作出诊断意见；②阴性；③发现异常细胞，但不能肯定恶性；④发现癌细胞，但不能肯定类型；⑤发现癌细胞，类型为鳞状细胞癌、腺癌、小细胞癌、大细胞癌、腺鳞癌。

4 呼吸系统解剖示意图

呼吸系统解剖示意图见图 4-1、图 4-2。

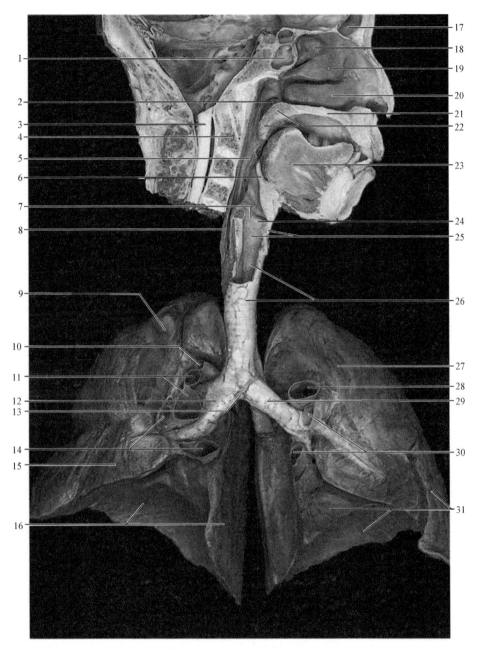

图 4-1 呼吸系统解剖示意图

1.蝶窦；2.咽鼓管咽口；3.脊髓；4.枢椎齿突；5.口咽部（口咽峡部）；6.会厌；7.喉部入口；8.食管；9.右肺上叶；10.Azygos静脉；11.肺动脉分支；12.右主支气管；13.气管杈；14.右肺静脉支流；15.右肺中叶；16.右肺下叶；17.额窦；18.上鼻甲；19.中鼻甲；20.下鼻甲；21.硬腭；22.软腭悬雍垂；23.舌头；24.声襞；25.喉；26.气管；27.左肺上叶；28.左肺动脉；29.左主支气管；30.左肺静脉；31.左肺下叶

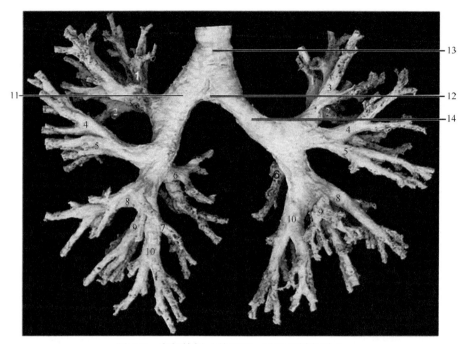

图 4-2　支气管树（前面观，肺组织被切除）

1 ~ 10. 支气管肺段；11. 右主支气管；12. 气管分权；13. 气管；14. 左主支气管

5　呼吸道常见脱落细胞

5.1　上皮细胞

1. 鳞状上皮细胞　痰液混入的口腔脱落的鳞状上皮细胞（图 4-3，图 4-4），形态与阴道上皮细胞相似，主要是表层上皮细胞。

2. 纤毛柱状上皮细胞　柱形，表面有纤毛（图 4-5）。

3. 杯状细胞　细胞呈高柱状，胞质呈泡沫状，核圆形或椭圆形，处于近基底部。呼吸道慢性炎症时可见增多。

4. 基底细胞　正常情况很少脱落，痰中很少见。细胞圆形，核深染，细胞界线不清、有时可见小核仁。

5.2　非上皮细胞

1. 肺泡巨噬细胞　①尘细胞：巨噬细胞吞噬了灰尘微粒，在胞质中出现黑色或棕色颗粒；②泡沫细胞：吞噬了脂质形成；③心衰细胞：吞噬了红细胞，为血红蛋白转化的含铁血黄素；④多核巨细胞：肺泡巨噬细胞形成双核或多核细胞。肺泡巨噬细胞在确定痰液是否来自肺及支气管深部方面具有重要意义，为痰标本是否合格的重要指标（图 4-6、图 4-7）。

2. 其他　中性粒细胞、淋巴细胞、浆细胞、嗜酸性粒细胞、巨核细胞。

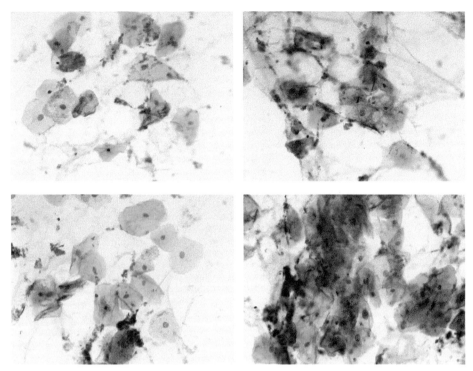

图 4-3 HE 染色混入的口腔鳞状上皮细胞（瑞氏 - 吉姆萨染色，1000×）

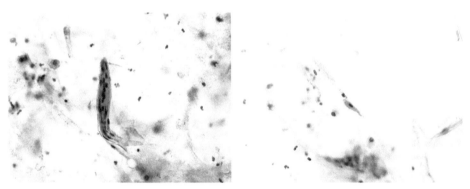

图 4-4 部分角化上皮细胞（核呈梭形、深染，巴氏染色，400×）

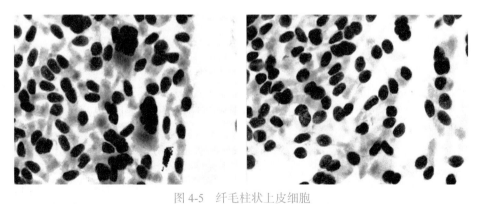

图 4-5 纤毛柱状上皮细胞

纤毛柱状上皮细胞是最常见的良性细胞，纤毛的存在是良性细胞的标志（瑞氏 - 吉姆萨染色，1000×）

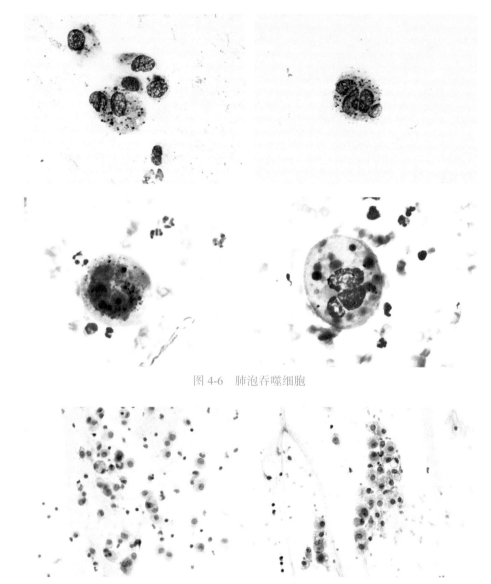

图 4-6　肺泡吞噬细胞

图 4-7　痰巨噬细胞（巴氏染色，400×）

6　痰肿瘤细胞

6.1　鳞癌

痰中查癌细胞是一种非损伤性和有价值的肺癌检查方法。与其他部位的细胞学检查不同的是痰细胞学并不检查癌前病变，而主要为检出恶性肿瘤细胞或癌细胞，因为癌前病变的细胞不易脱落和随痰排出体外。

鳞癌源于支气管上皮细胞，约占肺癌的 40%，与吸烟密切相关，主要发生于主支气管、叶支气管、段支气管，痰脱落细胞阳性率高达 88%。鳞癌细胞的形态、大小差异大，核大小不一，深染、不规则，所谓"印度墨汁"样核，胞质丰富、致密。完全角化的鳞癌细胞核消失，成为"鬼"细胞，与细胞碎屑构成鳞癌特有的"坏死背景"。为了提高检出率，痰的取材必须合格、制片要非常细致（图 4-8、图 4-9）。

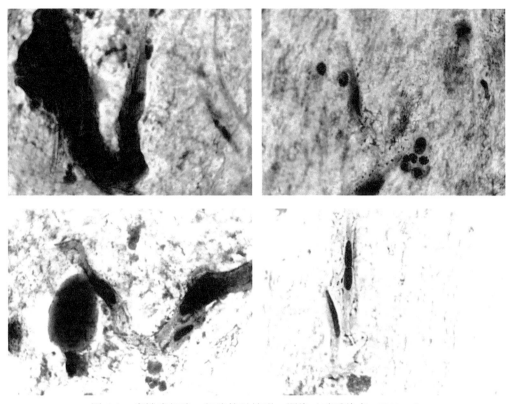

图 4-8　痰鳞癌细胞，细胞核呈梭形，深染（瑞氏染色，1000×）

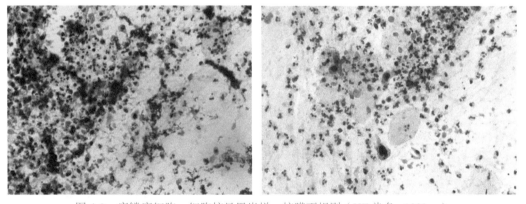

图 4-9　痰鳞癌细胞，细胞核呈墨炭样，核膜不规则（HE 染色，1000×）

6.2　腺癌

痰涂片腺癌最易与良性增生的支气管上皮细胞混淆，尤其当后者伴有不典型性时，且细胞群多为片状、细胞核间距相似、核重叠较少，而腺癌细胞群内的细胞核常常重叠呈立体结构，细胞核分布杂乱不均，且腺癌时多可以找到单个散在具有典型特征的癌细胞（图 4-10 ～图 4-13）。

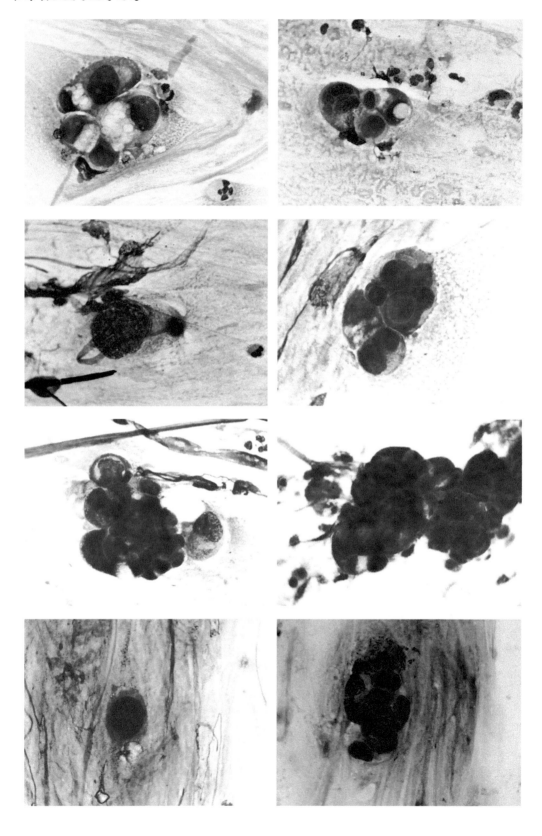

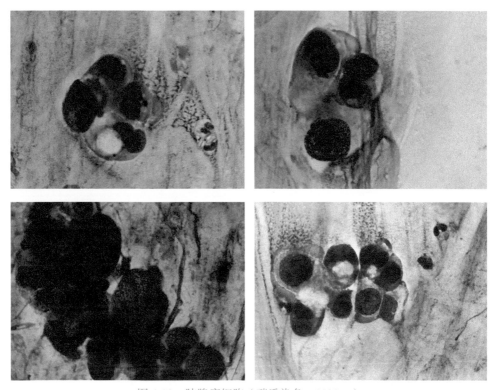

图 4-10 肺腺癌细胞（瑞氏染色，1000×）

癌细胞散在或成团分布，细胞大小不一，染色质颗粒状，核膜不规则，核仁明显，蓝染，胞质量丰富，部分可见空泡

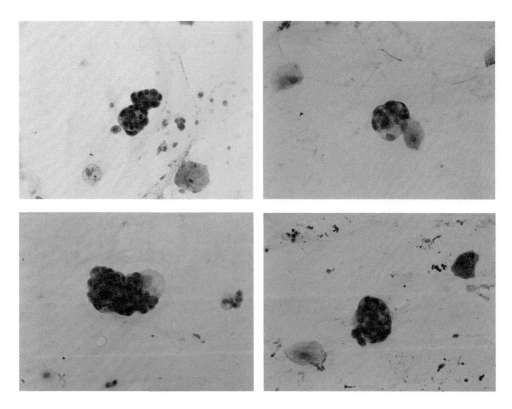

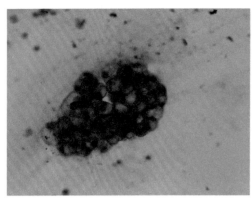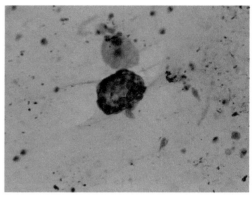

图 4-11　腺癌细胞团（HE 染色，400×）

立体感明显，核染色质细致，核仁明显，胞质丰富，空泡明显

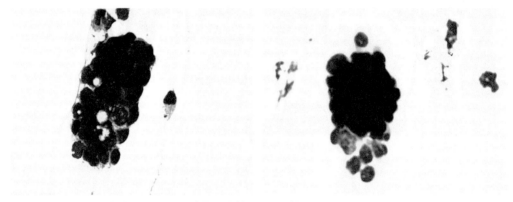

图 4-12　采自一老年患者痰涂片，腺团样癌细胞易见，胞质极少、细胞拥挤、染色质粗糙、核仁明显，本例腺癌与小细胞癌有相似的地方（瑞氏 - 吉姆萨染色，1000×）

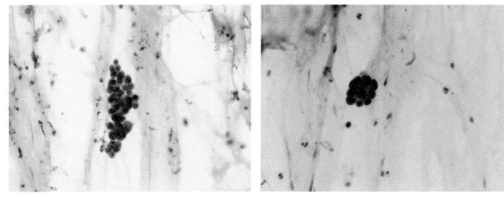

图 4-13　呈团簇样排列，部分核膜不规则，有的可见核仁，显示腺癌细胞特征（HE 染色，400×）

　　痰中高分化腺癌：癌细胞多成堆成团排列呈腺腔状、乳头状、桑葚状，核多偏位，染色质浓聚呈颗粒状，常可见明显核仁，胞质丰富，蓝染或红蓝双染（图 4-14）。低分化腺癌：核质比增大，核染色质浓聚不均，深染、核仁可见。

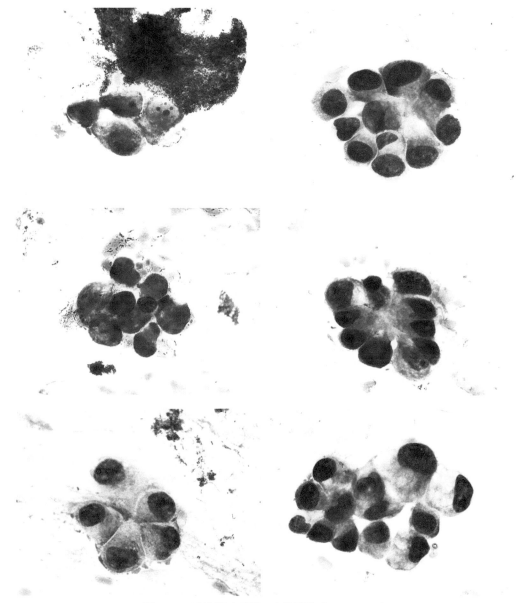

图 4-14 痰腺癌（瑞氏 - 吉姆萨染色，1000×）

肿瘤细胞排列成腺腔状，核染色质颗粒状，核仁明显，胞质丰富，蓝染

6.3 小细胞癌

小细胞癌常呈列兵样排列，胞质极少、无核仁，染色质呈盐和胡椒样，是其最大特点。

病例 患者，男，76 岁，主因"反复咳嗽、咳痰 20 年，加重伴气短 5 天"入院。左肺上叶尖后段支气管欠通畅，走行区见条形致密影，纵隔淋巴结肿大（图 4-15）。

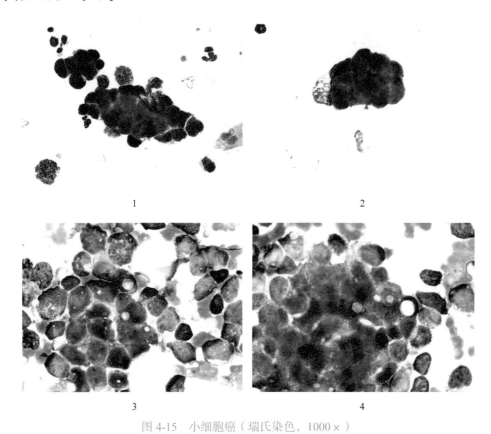

1

2

3

4

图 4-15　小细胞癌（瑞氏染色，1000×）

1，2.痰涂片，小细胞癌，成团排列，胞质极少，染色质呈粗颗粒状；3，4.小细胞癌骨髓转移，形态与痰涂片相似

第五篇　其他有形成分

1　粪便中的有形成分

粪便中的有形成分如图 5-1~图 5-37 所示。

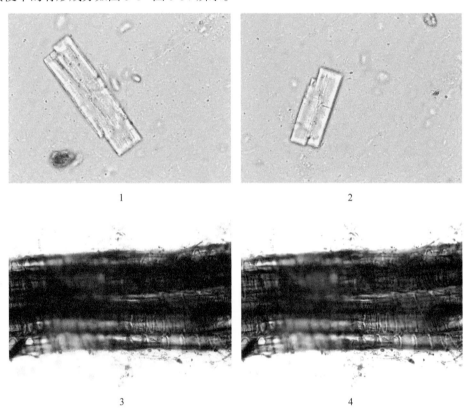

1　　　　　　　　　　　2

3　　　　　　　　　　　4

图 5-1　枯木板样食物纤维和植物导管，1000×；3. 为 SM 染色

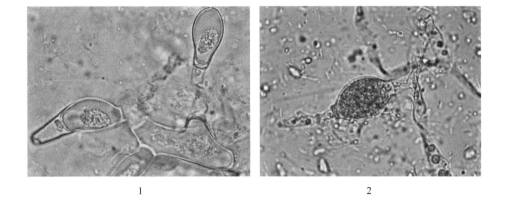

1　　　　　　　　　　　2

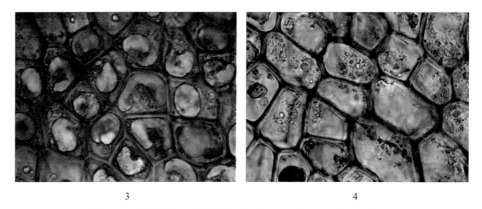

3　　　　　　　　　　　　　4

图 5-2　粪便涂片中的植物细胞（1000×），3. 为 SM 染色

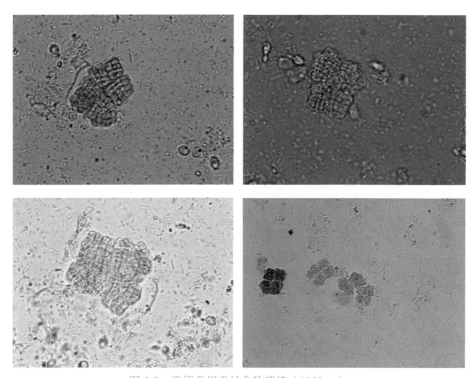

图 5-3　粪便常规常见食物残渣（1000×）

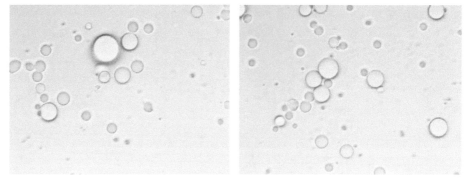

图 5-4　粪便脂肪球（1000×）

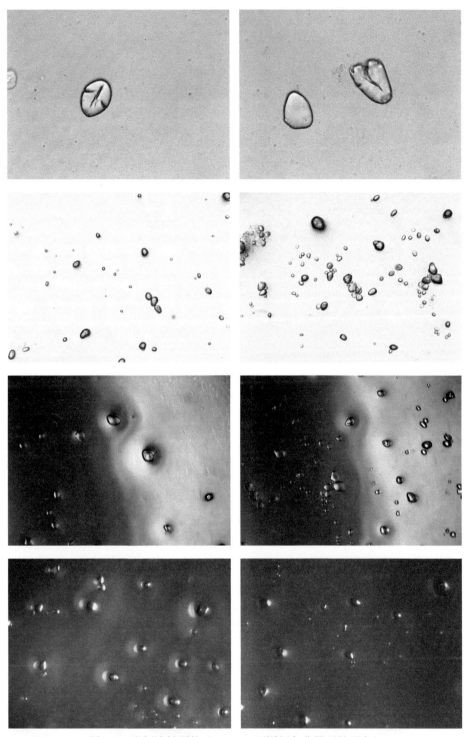

图 5-5 粪便淀粉颗粒（400×，不同颜色背景下的形态）

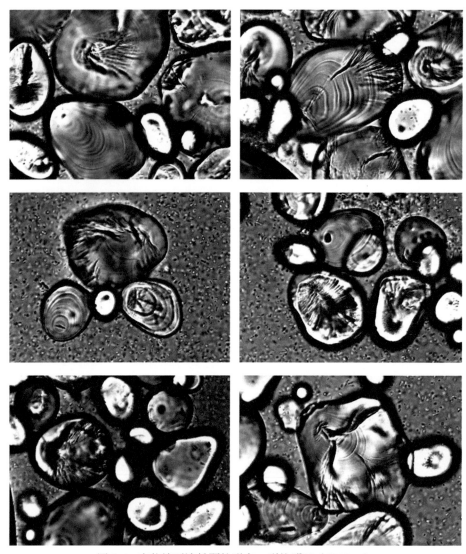

图 5-6　高倍镜下淀粉颗粒形态，裂纹明显（1000×）

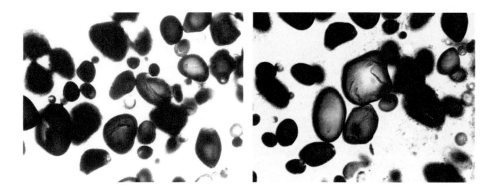

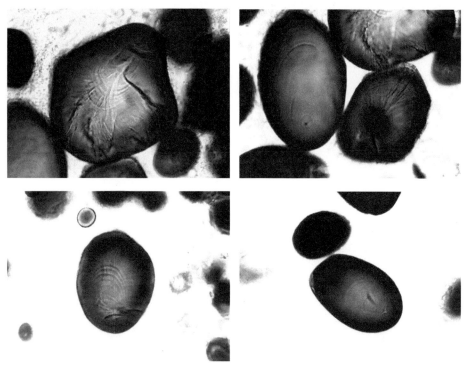

图 5-7 碘染色，淀粉颗粒呈紫色（1000×）

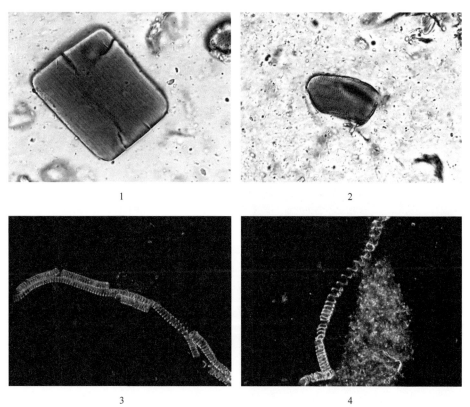

1

2

3

4

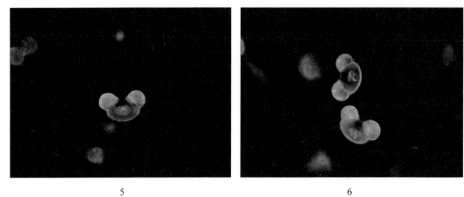

5　　　　　　　　　　　　6

图5-8　1，2.呈黄褐色，方形，源自肉类的肌纤维，高倍镜下可见清晰的横纹（1000×）；3，4.粪便弹力纤维，形似弹簧，暗视野图片（400×）；5，6.粪便中污染的松花粉，暗视野采图（400×）

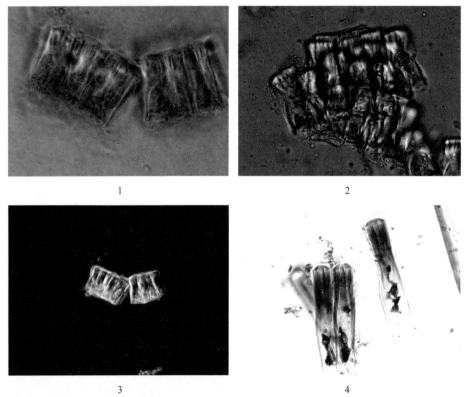

1　　　　　　　　　　　　2

3　　　　　　　　　　　　4

图5-9　源于豆类栅状组织，呈纵行裂纹，在摄入豆类食品时可以观察到。1，2未染色，湿片（1000×）；3.暗视野（400×）；4. SM染色（1000×）

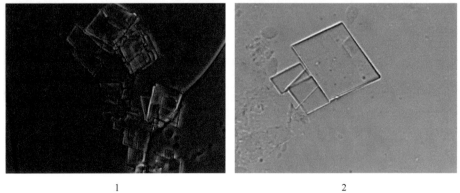

1　　　　　　　　　　　　2

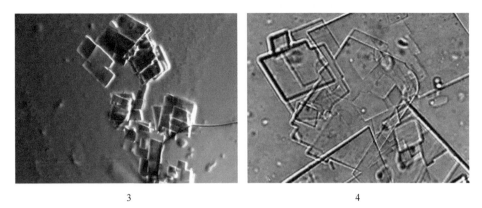

3   4

图 5-10 新生儿，粪便外观呈墨绿色，胆固醇结晶，多呈缺角方形或破布样，常相互层叠。早产儿见到胆固醇结晶，与胎粪中胆汁含量增高密切相关。可溶于乙醚、氯仿等有机溶剂（1，3.400×；2，4.1000×）

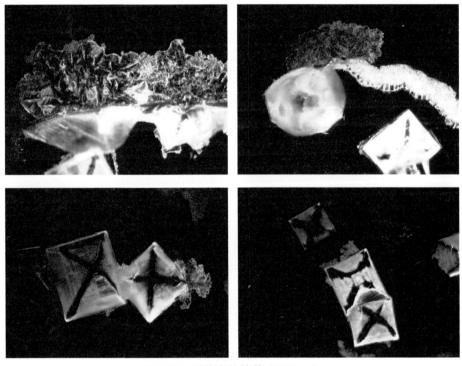

图 5-11 过饱和盐结晶（1000×）

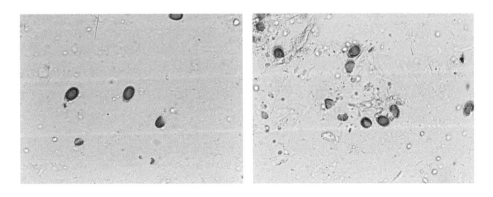

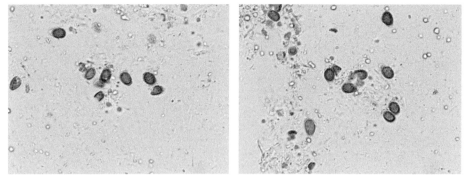

图 5-12 西瓜籽样灵芝孢子（1000×）

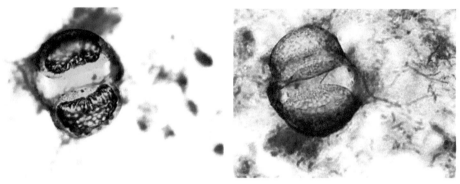

图 5-13 粪便常规污染的花粉（1000×）

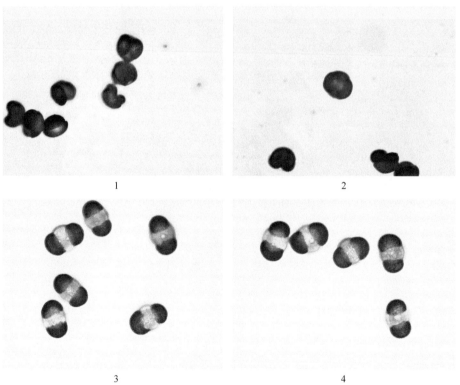

1
2
3
4

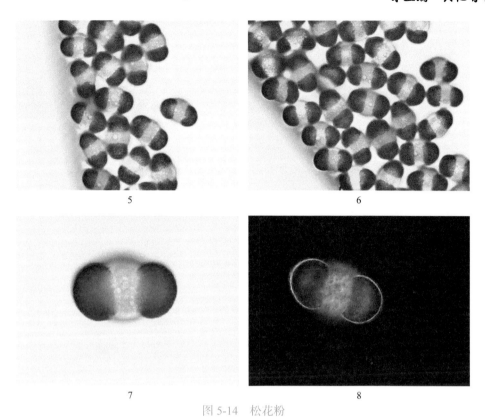

5

6

7

8

图 5-14　松花粉

1、2.干燥松花粉镜下形态（400×）；3~6.松花粉撒入盐水中采图（400×）；7.加盐水油镜下采图，蝇眼样松花粉，在多数检验图谱均有提及；8.暗视野（1000×）

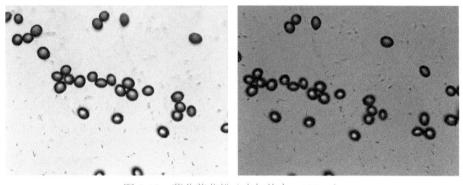

图 5-15　蒲公英花粉（未加盐水，100×）

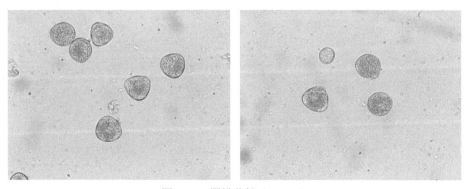

图 5-16　樱桃花粉（400×）

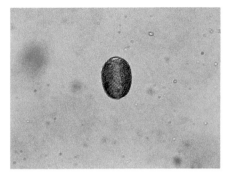
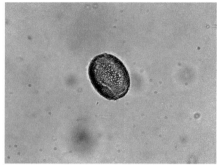

图 5-17　马兰花花粉（400×）

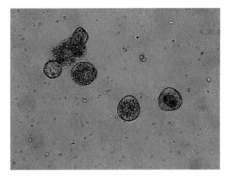
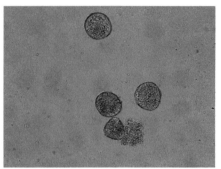

图 5-18　槐树花粉，部分花粉破裂，颗粒溢出（400×）

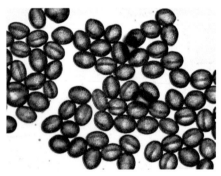
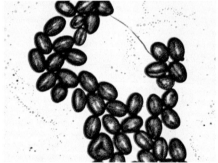

图 5-19　丁香花粉（400×）

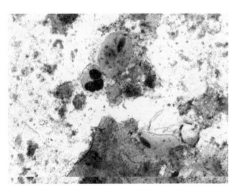
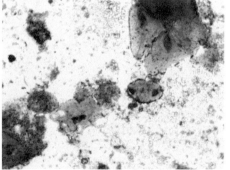

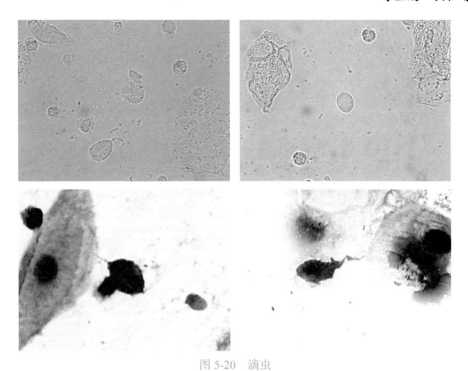

图 5-20 滴虫

呈椭圆形或梨形，比白细胞体积大，前端有 4 根鞭毛，后端有 1 根鞭毛，波动膜使虫体做旋转运动。瑞氏染色后胞质呈淡蓝色、胞核呈深紫红色

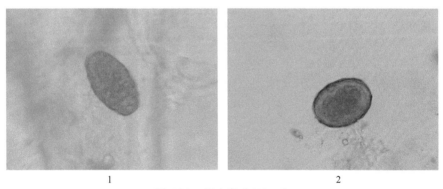

1 2

图 5-21 蛔虫卵（400×）

1. 未受精蛔虫卵：比受精蛔虫卵大 [（85~95）μm×（43~47）μm]，长椭圆形，棕黄色，蛋白质膜与卵壳均较薄，不规则的乳突状表面，卵内充满卵黄颗粒。2. 受精蛔虫卵，宽椭圆形 [（55~75）μm×（35~50）μm]，棕黄色，表面常有一层凹凸不平的蛋白质膜，卵壳厚，无色透明，壳内有一大而圆的卵细胞，卵细胞与卵壳之间有半月形间隙

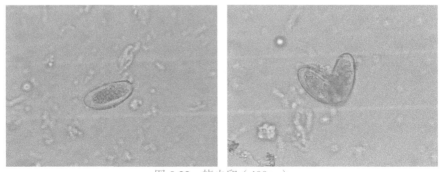

图 5-22 蛲虫卵（400×）

无色透明，窄长形，一侧平，另一侧稍凸出，卵壳由两层壳质组成

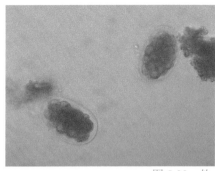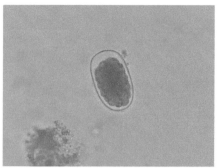

图 5-23　钩虫卵（400×）

长椭圆形，中等大小，卵壳极薄，无色透明，大小为（60~75）μm×（36~40）μm

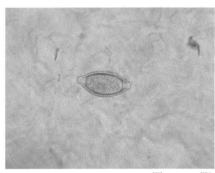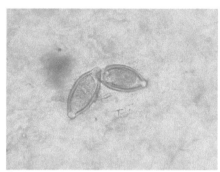

图 5-24　鞭虫卵（400×）

呈纺锤形，大小为（50~55）μm×（22~24）μm，黄褐色，卵壳厚，两端各具一个透明的盖塞（透明栓）。内含有一个单细胞卵

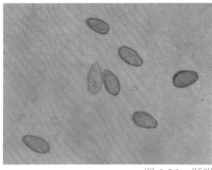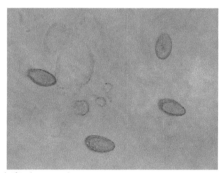

图 5-25　肝吸虫卵（400×）

卵小，大小为（27~35）μm×（12~19）μm，形似芝麻，黄褐色，壳稍厚，卵盖周围的卵壳增厚，形成肩峰，卵后端可见一个小疣状突起，卵内为成熟的毛蚴

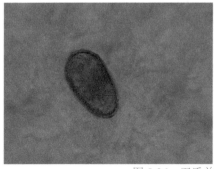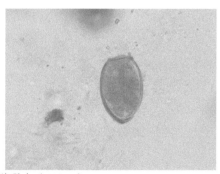

图 5-26　卫氏并殖吸虫（400×）

卫氏并殖吸虫大小为（80~120）μm×（45~70）μm，简称肺吸虫，卵呈椭圆形，金黄色，卵盖大而明显，卵壳薄厚不均，卵内含有一个卵细胞和许多卵黄细胞

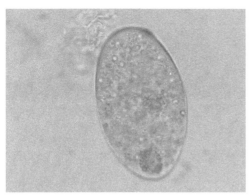
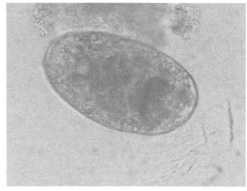

图 5-27 布氏姜片吸虫（400×）

布氏姜片吸虫（姜片虫）是寄生人体最大的吸虫，其成虫寄生在人体的小肠，引起姜片虫病。姜片虫卵是人体蠕虫卵最大的一种，长椭圆形，大小为（130~150）μm×（63~90）μm，淡黄色，壳甚薄，一端有小盖，但不明显，卵内有一个卵细胞和许多卵黄细胞

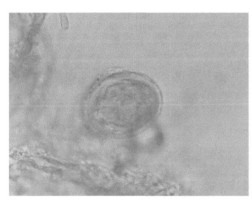
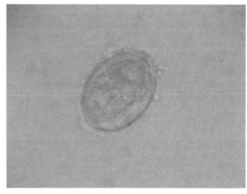

图 5-28 血吸虫卵（400×）

血吸虫卵就是血吸虫排出的卵。成熟虫卵大小平均（70~100）μm×（55~65）μm，椭圆形，淡黄色，卵壳厚薄均匀，无卵盖，卵壳一侧有一小刺，表面常附有宿主组织残留物，卵壳下面有薄的胚膜，成熟虫卵内含有一毛蚴

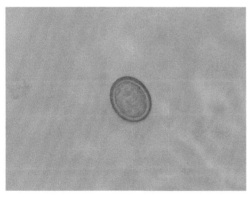
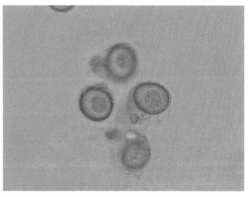

图 5-29 绦虫卵（400×）

虫卵近圆形，直径为 31~43μm。卵壳薄而透明，胚膜较厚、棕黄色，具有放射状条纹，内含有一个具 3 对小钩的六钩蚴

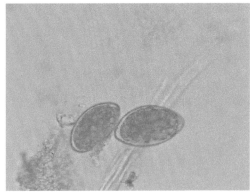
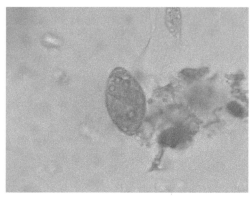

图 5-30　曼氏迭宫绦虫卵

曼氏迭宫绦虫卵呈椭圆形，两端稍尖，大小为（52~76）μm×（31~44）μm，呈浅灰褐色，卵壳较薄，一端有卵盖，内有一个卵细胞和若干个卵黄细胞

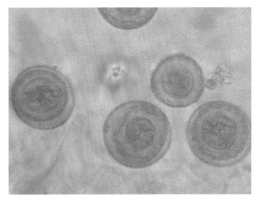
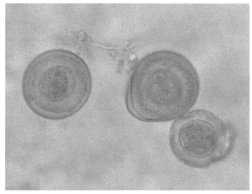

图 5-31　微小膜壳绦虫卵

虫卵呈圆形或近圆形，大小为（48~60）μm×（36~48）μm，无色透明。卵壳很薄，其内有较厚的胚膜，胚膜两端略凸起并由该处各发出 4~8 根丝状物，弯曲地延伸在卵壳和胚膜之间，胚膜内含有一个六钩蚴

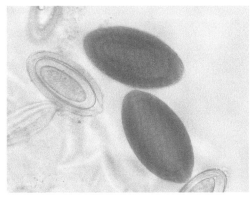
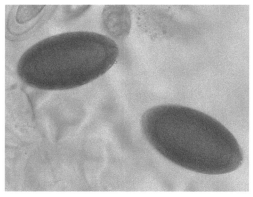

图 5-32　猪巨吻棘头卵

虫卵呈椭圆形，深褐色，大小为（67~110）μm×（40~65）μm，卵壳厚，由三层组成：外层薄而透明；中间层明显增厚，并有凹凸不规则的皱纹，一端闭合不全，呈透明状，卵壳易从此处破裂；内层光滑而薄，成熟虫卵内含一个幼虫——棘头蚴

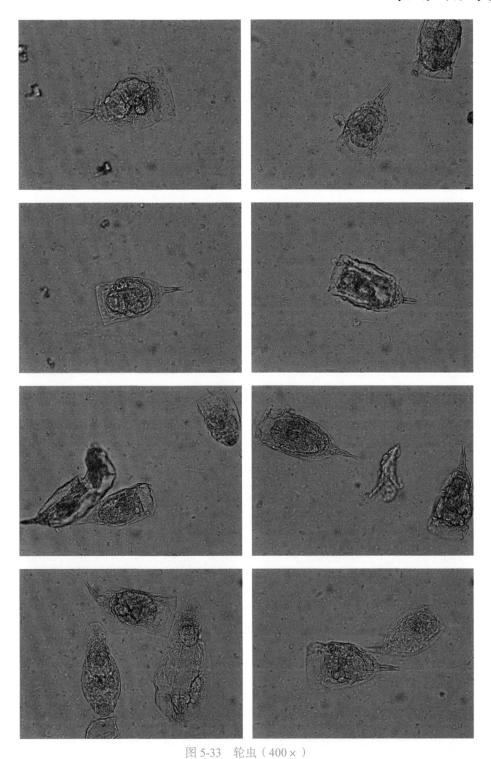

图 5-33　轮虫（400×）

轮虫形体微小，长 0.04~2mm，多数不超过 0.5mm。身体为长形，分头部、躯干及尾部。头部有一个由 1~2 圈纤毛组成的、能转动的轮盘，形如车轮，故称轮虫

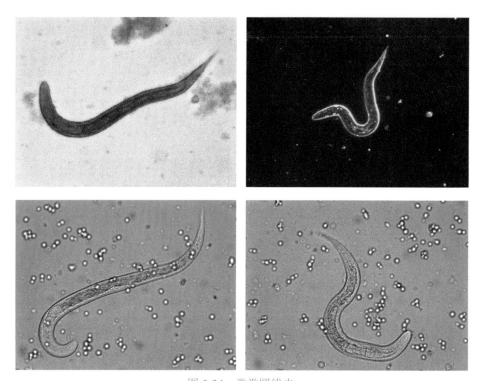

图 5-34　粪类圆线虫

免疫功能缺陷的患者尿液中，可查到粪类圆线虫。长食道和尾端是其特征

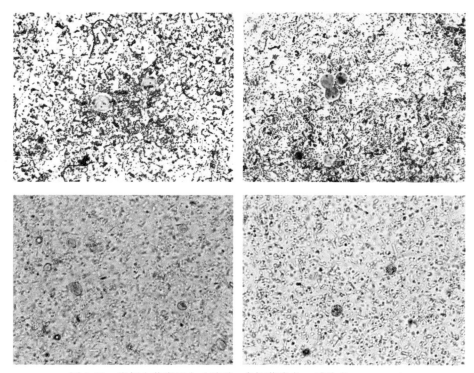

图 5-35　粪便人芽囊原虫（瑞氏 - 吉姆萨染色＋碘染色，1000×）

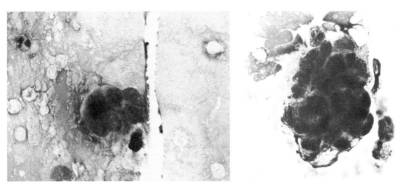

图 5-36　肿瘤细胞团簇状排列，核质比大，核染色质粗糙，有的可见核仁，符合腺癌细胞特征（瑞氏 - 吉姆萨染色，1000×）

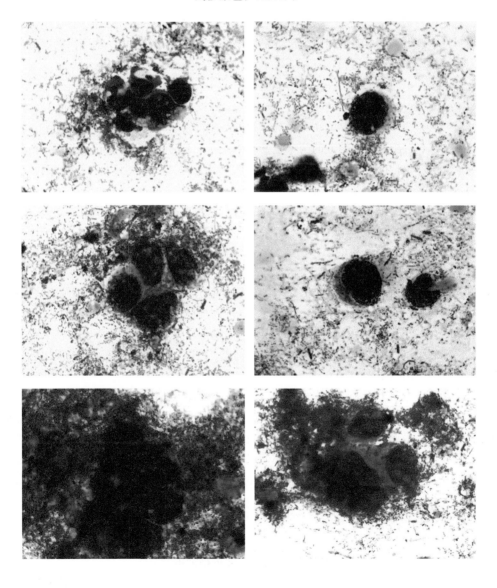

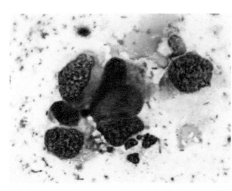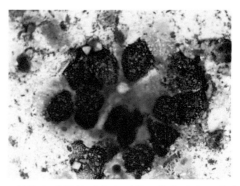

图 5-37　粪便查到恶性肿瘤细胞，癌细胞核质比增大，核染色质粗糙且分布不均，核仁多少、大小不一，有的核仁不规则，显示明显异形性（1000×）

　　粪便标本临床检出癌细胞概率相对体液标本较低，但如黏液样血便这种杂质成分较少的标本实践证明是可以检出的，由于粪便脱落细胞临床采集容易且意义很大，临床高度疑似消化肿瘤的病例，粪便查找癌细胞是可行的途径。

2　精液形态学检验

　　精液是一种混合物，在射精时由睾丸和附睾的分泌液及悬浮其中的精子，前列腺、精囊腺和尿道球腺的分泌物混合而成。精液的两个主要量化指标：①精子总数，反映睾丸的生精状况和睾丸后管道系统的通畅程度。②精液量，反映腺体的分泌能力。

　　精液常规检查的几个基本概念如下。

　　1. 采集间隔时间　标本采集时应禁欲至少 2 天，最长不超过 7 天。如需复查，每次禁欲的天数应尽可能恒定。

　　2. 颜色　鲜红色或暗红色的血性精液，常提示有生殖系统的炎症、结核、肿瘤；黄色或棕黄色脓性精液常提示有精囊炎和前列腺炎。

　　3. 量　正常为 2~5ml。<1ml，见于前列腺和精囊病变，射精管梗阻，先天性精囊缺如；>8ml，因垂体前叶促性腺素亢进使雄激素水平增高导致（《人类精液检查与处理实验室手册（第 5 版）》下限为 1.5ml，称重是推荐的方法），注意样本收集是否完整。射精时前面富含精子部分的精液避免丢失，后面部分精液主要由精囊腺的分泌物构成，所以，前面部分精液的丢失比后面部分丢失对精液分析结果影响更大。

　　4. 精液液化　胶冻状到流动状的过程。超过 1h 不液化或不完全液化属于异常。由前列腺炎时破坏蛋白水解酶引起，也可以见于输精管缺陷或先天性精囊缺如。精液液化后经简单观察应立即进行检查分析，最好在 30min 内完成，不要超过 1h（注：在液化过程中，持续轻柔地混匀或旋转样本容器可以降低精液密度测定过程中的误差。如果精液在 30min 内未液化，不要进行任何精液分析，而应再等待 30min。如果在 60min 内精液仍未液化，需另行处理，机械混匀或用酶消化可能是必要的。方法有：

　　（1）加入等量的培养液（如杜氏磷酸盐缓冲液），然后重复用加样器吹打。

　　（2）用带有规格为 18 或 19 号注射针头的注射器对精液反复抽吸 6 ~ 10 次。

　　（3）菠萝蛋白酶或糜蛋白酶的消化作用可以促进精液液化。

　　（4）对液化困难的精液，可以将样本与酶按比例 (1∶2) 混匀，置于 37℃ 水浴箱内 10min 即可液化。

5. **精液黏稠度**　液化后，用口径约 1.5mm 的塑料吸管缓慢地将精液吸入，观察在重心作用下精液形成黏液丝的长度，正常时为液滴不间断落下，异常时黏液丝长超过 2cm，也可以观察用玻璃棒插入精液提起后形成黏液丝的长度，超过 2cm 即为异常。

6. **精子聚集**　不活动精子之间、活动精子与黏液丝之间、非精子细胞成分或细胞碎片等粘在一起，为非特异性聚集，这种情况应如实记录。

7. **精子凝集**　是指活动精子以不同方式，头对头、尾对尾或混合型，如头对尾，彼此粘在一起（注：①存在凝集并不能充分证实为不育的免疫性原因，但是能够说明有抗精子抗体的存在；还需进一步检查以明确诊断。②严重的精子凝集能够影响对精子活力和密度的评估）。

8. **酸碱度**　pH 7.2~7.8。pH < 7.0 见于输精管道阻塞、先天性精囊缺如、附睾病变；pH > 8.0，见于急性前列腺炎、精囊炎或附睾炎。

9. **生殖细胞**　精原细胞、初级精母细胞、次级精母细胞、精子细胞（与睾丸生殖功能相关）。

10. **其他细胞**　白细胞、红细胞、吞噬细胞、肿瘤细胞。

11. **精子存活率**　即活精子比率。精子的存活率通过检测精子细胞膜的完整性来评价，可以常规检测所有标本的存活率，但对于前向运动精子少于 40% 的精液标本特别重要。活精子的比例通过评估精子细胞膜的完整程度来完成，而细胞膜的完整程度评估可运用染色排除法或低渗透肿胀法。常用伊红（曙红）或伊红 - 苯胺黑染色来评估精子活力。活精子头部呈白色和淡粉红色，死精子头部呈红色和暗粉红色。如果染色只限于颈部区域，头部的其余区域未染色，这种情况考虑是"颈部膜渗漏"，这不是精子死亡和整个细胞膜破裂的征象。这些精子应被评估为活精子。精子存活率（膜完整的精子）的参考值下限是 58%。

12. **精子活力**　为精子前向运动的能力。推荐使用一个评估精子活力等级的简单系统，将精子分为前向运动（PR）、非前向运动（NP）和不活动（IM）的精子。

（1）前向运动：精子主动地呈直线或沿一大圆周运动，不管其速度如何。

（2）非前向运动：所有其他非前向运动的形式，如以小圆周泳动，尾部动力几乎不能驱使头部移动，或者只能观察到尾部摆动。

（3）不活动：没有运动。

参考值下限：精子总活力（PR+NP）的参考值下限是 40%。前向运动精子的参考值下限是 32%。

3　精子形态学检验

3.1　正常精子形态

精子包括头部、颈部、中段、主段和尾段。在光学显微镜下很难看到尾段，因此可以认为精子由头部和尾部（颈部、中段和主段）构成。只有头部和尾部都正常，才可以认为精子正常。所有临界形态都应认为异常。

这里的基本依据是，通过鉴定源自宫颈黏液的具有潜在受精能力的亚群精子来定义正常形态精子，这是有局限性的。应用这些依据，有生育力和不育的正常形态精子百分率的范围大致为 0~30%，很少有精液标本的正常形态精子百分率超过 25%，正常形态精子的参考下限或临界值仅为 3%~5%。

1. **精子头部**　在外形上是平滑的、弧度规则的，大体上为椭圆形。顶体部分边界清晰，且占头部面积的 40%~70%。顶体区域没有大的空泡，小的空泡不超过 2 个，空泡的面积不能超过精子头部的 20%，顶体后区不能有任何空泡。

2. 精子中段　是纤细的、规则的且长度与头部相同。中段的主轴必须与精子头部的主轴相延续。胞质残余体只有在过多时（也就是说超过精子头部尺寸的 1/3）才被认为异常。

3. 精子主段　必须直径一致，比中段细，且长度大致为 45μm（大约为精子头部长度的 10 倍）。可以有自然弯曲，但没有成角弯折。

3.2　畸形精子形态

1. 头部畸形　大或者小，锥形的、梨形的、圆形的、无定形的，有空泡的（>2 个空泡或者 >20% 头部区域为未染色的空泡），顶体后区有空泡，顶体区域过大或者过小（<40% 或者 >70% 的头部区域），双头，或者以上类别任意组合。

2. 颈部和中段畸形　中段和头部连接点非中点，粗或者不规则，成角弯折，异常纤细，或者以上类别任意组合。

3. 主段畸形　短尾，多尾，断裂，光滑的发夹样弯曲，成角弯折，宽度不规则，卷曲，或者以上类别任意组合。

4. 多余残留胞质（ERC）　这与生精过程缺陷导致异常精子生成有关。特征为精子有大量不规则的、能被染色的细胞质成分，为精子头部大小的 1/3 或者更多，通常伴有中段畸形（图 5-38）。

5. 凋亡精子　以头核固缩、深染、边聚和突出为特点。精子核浓缩和浓染是精子 DNA 损伤的表现，精子可发生自发性凋亡和病理性凋亡。病理性凋亡说明有害因素损伤睾丸的生殖功能，导致 DNA 损伤，凋亡精子数量越多，损伤越重。

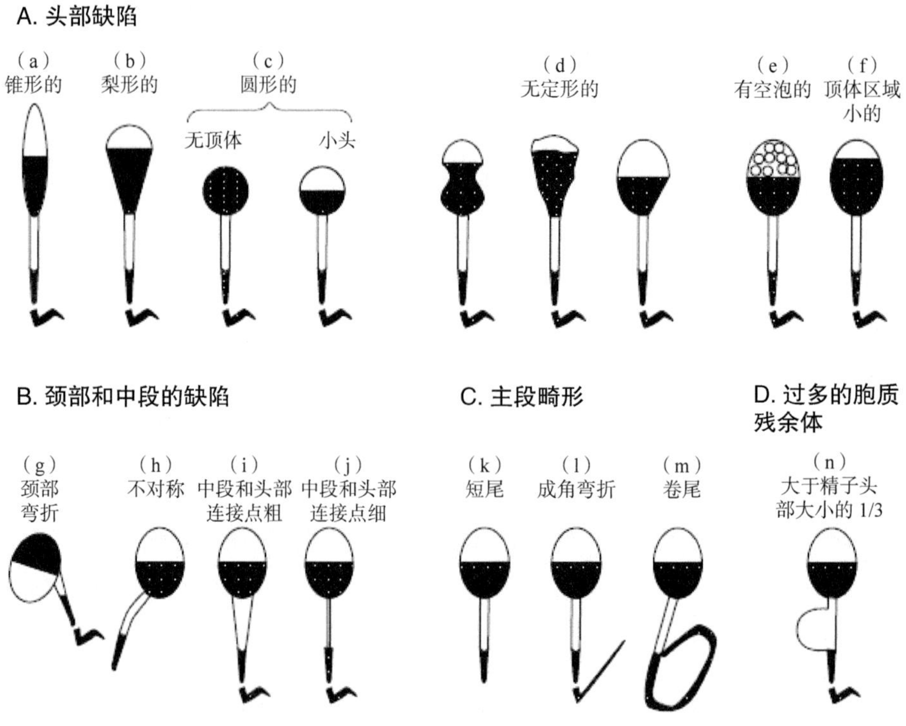

A. 头部缺陷

（a）锥形的　（b）梨形的　（c）圆形的　无顶体　小头　（d）无定形的　（e）有空泡的　（f）顶体区域小的

B. 颈部和中段的缺陷

（g）颈部弯折　（h）不对称　（i）中段和头部连接点粗　（j）中段和头部连接点细

C. 主段畸形

（k）短尾　（l）成角弯折　（m）卷尾

D. 过多的胞质残余体

（n）大于精子头部大小的 1/3

图 5-38　人类精子一些异常形态的略图

知识拓展

精子形态缩略语注释

<40% acr	顶体小于精子头部的 40%
>70% acr	顶体大于精子头部的 70%
>one-third	胞质小滴异常（超过精子头部大小的 1/3）
<one-third	正常胞质小滴（小于精子头部大小的 1/3）
abnormal	异常
amorphous	无定形
bacilli	细菌
bent	成角畸形
coiled	卷曲
CD	胞质小滴
cytoplasm	不同大小的多余残留胞质或胞质小滴
degenerating leukocyte	退化的白细胞
degenerating spermatid	退化的精子细胞
defect	缺陷
double	双
epithelial cell	男性生殖道上皮细胞
ERC	多余残留胞质
flat	平头精子
irreg	头部外形不规则
looped	尾部卷曲成环
macrophage	巨噬细胞
monocyte	单核细胞
spermatid	精子细胞
no acro	无顶体
normal	正常（能穿透宫颈黏液的精子）
not assessed	无法评估
overlapping	重叠（头尾重叠）
PA vac	顶体后区有空泡
pinhead	针形头（头部无遗传物质）
polymorph	分叶核白细胞
pyriform	梨形头
round	圆头
side view	视野边缘的精子
small	小头
spermatocyte	精母细胞
tapered	锥形头
thick	厚
too long	过长
vac	空泡
>2 vac	多于两个空泡

3.3　精子形态学涂片的分析

3.3.1　正常精子形态的评估

有顺序地选择涂片的几个区域，对每个可评估的精子进行形态分析，以防止有偏差地选择特殊的精子（图 5-39）。

参考值下限：正常形态精子的参考值下限为 4%。

3.3.2　异常精子形态的评估

对所有异常形态精子进行分类，可能对诊断或研究工作是有益的（图 5-40）。如果需要，注明缺陷的种类，并且计算包括精子头部（%H）、中段（%M）或主段（%P）缺陷及多余残留胞质（%C）的精子百分率。可以使用多键计数器，分别用一个键代表正常、异常及 4 种异常类型（H、M、P、C）的一种。这样的计数器对每个精子只计数一次，并且每种缺陷被单独记录。通过对 200 个精子的分析，可以得到正常和异常精子百分率（两者相加应等于 100%），也可以得到每种缺陷精子的百分率，如精子头部（%H）、中段（%M）、主段（%P）及多余残留胞质（%C）（这些数值相加不等于 100%）。

1. 头部缺陷　大头、小头、尖头、锥形头、梨形头、圆头、不定形头、有空泡的头（超过 2 个空泡，或者未染色的空泡区域占头部面积的 20% 以上）、顶体后区有空泡、顶体区过小或过大（小于头部的 40%，或大于头部的 70%）、双头，或上述缺陷的任何组合。

2. 颈段 + 中段缺陷　中段非对称地接在头部、粗的或不规则、锐角弯曲、异常细的中段，或上述缺陷的任何组合。

3. 主段缺陷　短尾、多尾、断尾、发卡形平滑弯曲、锐角弯曲、宽度不规则、卷曲，或上述缺陷的任何组合。

4. 多余残留胞质　这是精子异常发生过程产生的异常精子所伴有的。这类异常精子的特征是含有大量不规则已染色的细胞质，胞质的大小超过精子头部的 1/3，通常同时有中段缺陷。这种异常的过量胞质不应该被认为是胞质小滴。

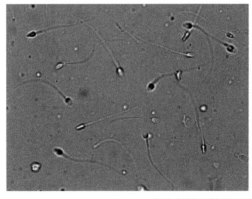 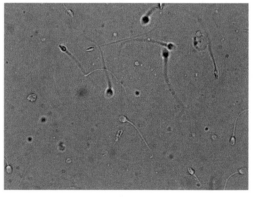

图 5-39　未染色镜下精子形态，头尾较清晰显示（400×）

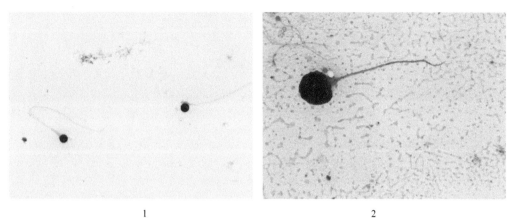

图 5-40　1，圆头精子；2，胀亡精子（瑞氏 - 吉姆萨染色，1000×）

3.4　精液脱落细胞学检查

随着男科学的发展，精液脱落细胞学的检测越来越受重视。精液中有形成分均为睾丸的代谢产物，是直接反映睾丸生殖功能的具体表现。特别是对少、无精子症患者精液中的常见的有形成分进行分析，并进一步阐述精液脱落细胞学在男性不育症诊断与治疗中的应用价值。为此，精液中的所有有形成分，都应该作为考证睾丸生殖功能状态和病理性损伤的指标，是实验诊断学的出发点和目标。

做好精液涂片和正确染色，是精液脱落细胞学检测的重要步骤，涂片和染色的质量将直接决定检验结果。无精子症患者精液标本需将全部精液进行离心 (3000r/min，15min)，弃上清液，将沉淀物充分混匀后，取 5~10μl 涂片，干燥后染色。

精液脱落细胞包括生精细胞、粒细胞、红细胞、吞噬细胞、线索细胞、支持细胞骨架 (微管、微丝)，以及结晶、细菌、包涵体及其他有形成分。

3.4.1　正常生精细胞类型和形态

生精细胞包括精原细胞（1）、初级精母细胞（2）、次级精母细胞（3）、精子细胞（4）（图 5-41）。

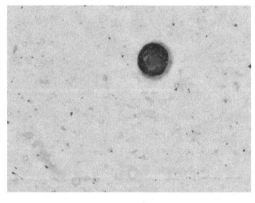

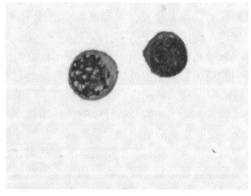

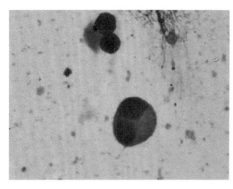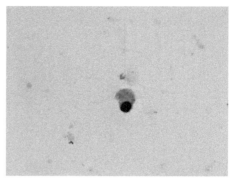

3　　　　　　　　　　　　　　4
图 5-41　正常生精细胞（瑞氏 - 吉姆萨染色，1000×）

1. 精原细胞　直径为 5.5~9.0μm，圆形，胞核较大，居中或呈略偏位，占细胞 2/3 以上，染色质均匀平坦、呈颗粒状。健康人精液中精原细胞占生精细胞的 0~5%。

2. 初级精母细胞　直径为 7.0~16.5μm，胞体圆形，胞核常偏于一侧，大小不一，占细胞的 1/3~2/3。染色质呈颗粒状，疏密不一。健康人精液中初级精母细胞占生精细胞的 2%~14%。

3. 次级精母细胞　由初级精母细胞第一次减数分裂而来。胞体圆形、直径为 6.5~13.8μm。胞核圆形或椭圆形，单个核时常居中或稍偏位，双核时对称排列、贴边，三核或多核时呈重叠排列。健康人精液中次级精母细胞占生精细胞的 2%~12%。

4. 精子细胞　胞体直径为 4.0~8.6μm，多数呈圆形，细胞核直径约为 4.1μm，可见单核、双核或多核，常贴于细胞质边缘。健康人精液中精子细胞占生精细胞的 70%~93%。

正常精液中可有少量生精细胞，如排出过多，可提示睾丸生殖功能障碍。

3.4.2　异常生精细胞形态

1. 瑞氏 - 吉姆萨染色凋亡生精细胞形态学特征　核染色质致密深染，形成致密质块，有时可碎裂。

2. 瑞氏 - 吉姆萨染色胀亡生精细胞形态学特征　胀亡细胞肿胀，体积增大，胞质空泡化，细胞质内可出现致密颗粒。

正常情况下，精液中可见大量健康精子和少量的生精细胞脱落。当睾丸受到一种或多种有害因素影响时，睾丸生精的微环境将会出现不同程度的病理性改变。少精子组的初级精母细胞和精子细胞在检出数量上要明显高于无精子组，差异具有统计学意义（$P<0.01$），无精子组精原细胞检出数量高于少精子组，差异显著（$P<0.01$）。在早期、中期精液中可有少量生精细胞脱落，精液中的精子数量正常或减少，随着时间的延长，睾丸损伤进一步加重，生精细胞脱落进入高峰期，精液中发现大量凋亡、胀亡的初级精母细胞及精子细胞脱落，精子数量会继续减少；随着时间的再延长，精子细胞及精母细胞的检出概率逐渐减少，经常会发现精原细胞脱落，并出现无精子状态，说明睾丸功能出现严重障碍，生精细胞脱落进入亚空化期，随着睾丸再进一步损伤，生精细胞脱落进入空化期，生精细胞脱落枯竭，精液中无或偶见形态欠佳的生精细胞，最终呈现唯支持细胞综合征结局。间质细胞和支持细胞虽然不属于生精细胞，但与睾丸生殖功能密切相关，是评估睾丸功能的重要指标。间质细胞和支持细胞在无精子组检出率要明显高于有精子组。精液中检出间质细胞，说明睾丸基膜受到损伤并发生障碍，可能是导致生精细胞异常脱落的重要因素。支持细胞生长在生精小管的内表面，各级生精细胞均镶嵌在上面，起到支持、营养和形成血 - 睾屏障的作用，构成生精小管的微环境。睾丸基膜损伤，必然导致支持细胞损伤和异常脱落，支持细胞的功能减退，可增加生精细胞的凋亡率，进一步减少精子生成。为此，通过间质细胞和支持细胞的检出有利于阐明睾丸发生病理性损伤的机制，为临床及时治疗和防止病情发

展提供新的思路。

生精细胞形态异常型精液中的生精细胞，不仅在数量和比例上显示异常，更主要表现在细胞形态上的异常，往往这些异常的生精细胞更具有临床意义。

细胞凋亡的形态特征为细胞体积变小，胞质浓缩，核染色质固缩于边缘，DNA 降解，最后形成多个凋亡小体而被吞噬。细胞胀亡由多种原因造成，是以细胞肿胀、核溶解为特征的被动性细胞死亡，在光学显微镜下，胀亡细胞的体积增大，胞质疏松化并出现致密颗粒，内质网肿胀，细胞核肿胀，核内染色质分散，凝集在核膜、核仁周围，有时聚集成团块，后期常表现为核溶解。

无精子症病因基本上可以分为两大类：一是睾丸本身生殖功能障碍，称原发性无精子症，或称非阻塞性无精子症；另一类是睾丸生殖功能正常，因输精管管道阻塞，使产生的精子无法排出体外，称阻塞性无精子症。精液中没有精子并不代表没有生精细胞，检出生精细胞或支持细胞则说明输精管管道通畅，此类可为睾丸生精功能障碍引起。如果精液中未发现生精细胞或支持细胞及支持细胞骨架成分，则要考虑输精管管道异常或睾丸生精功能出现严重障碍，细胞脱落枯竭并呈空化期状况。如果患者睾丸体积、生殖激素水平在正常范围，则高度怀疑输精管管道异常，可结合精液量、pH、精浆果糖及 α- 葡糖苷酶（NAG）等检测指标进行鉴别及阻塞位置的确定（表 5-1）。

表 5-1　促性腺激素、睾酮和睾丸体积的变化与阻塞性和非阻塞性无精子症相关

病因	亚型	FSH	LH	睾酮	睾丸体积
阻塞性无精子症		正常	正常	正常	正常
非阻塞性无精子症	原发性睾丸衰竭	升高	升高	减低	减小
	低促性腺素性功能减退症	减低	减低	减低	减小

有研究提出，精子畸形率 ≥ 45%；精子头部凋亡率 ≥ 15%；生精细胞凋亡率 ≥ 20%，可作为精索静脉曲张的手术指征和观察疗效的指标。

精子是由精原细胞经过多次分裂变化而成，由于生精细胞的发生不是同步的，所以精子能源源不断产生，随精液排出。生精细胞从幼稚型向成熟型递增，不育症组各阶段幼稚型细胞较正常组显著增多，并可见到精原细胞，甚至可见较多病理性幼稚型生精细胞，这些细胞表现为形态、大小不规则及核的异形性显著。可见过多的生精细胞脱落，特别是幼稚型的生精细胞脱落与男性不育密切相关。精液细胞学分析方便有效，应作为男性不育首选检查内容之一。

4　穿刺液标本

穿刺液标本如图 5-42 ~ 图 5-45 所示。

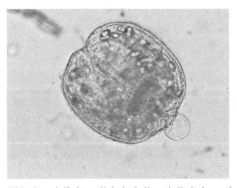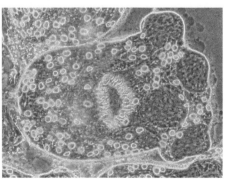

图 5-42　肝包虫，未染色。囊内有头节，头节内含 10 余个爪形幼钩，呈扇形排列，对确诊包虫囊肿有重要意义

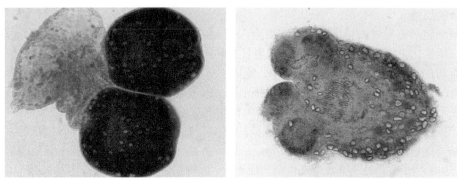

图 5-43　肝包虫，碘染色，爪形幼钩清晰可辨

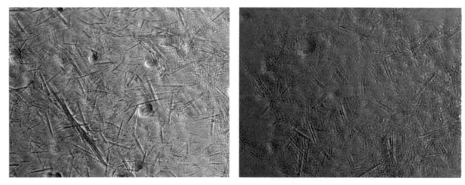

图 5-44　相差镜下关节腔尿酸钠结晶（400×）

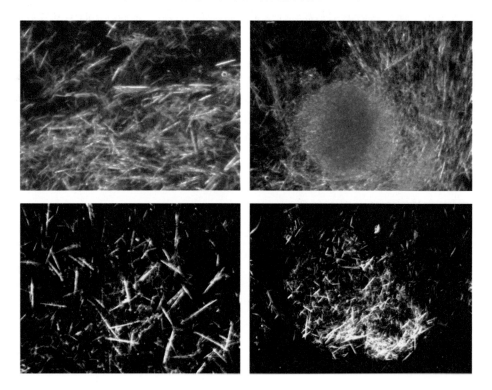

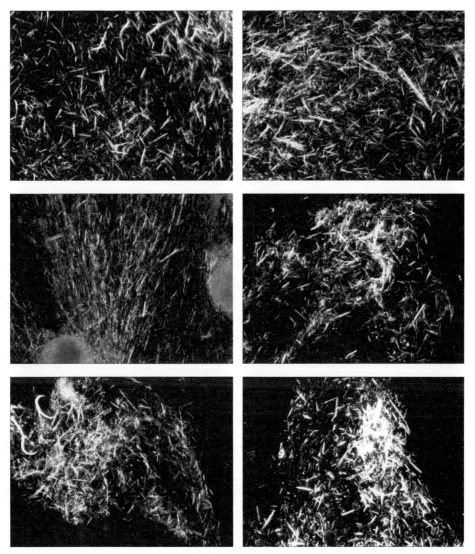

图 5-45 暗视野显微镜下关节腔尿酸钠结晶（400×）

参 考 文 献

曹跃华，杨敏，陈隆文，等，2012.细胞病理学诊断图谱及实验技术.北京：北京科学技术出版社.

刘树范，阚秀，2011.细胞病理学.北京：中国协和医科大学出版社.

卢兴国，马顺高，康可上，2011.体液脱落细胞学图谱.北京：人民卫生出版社.

马博文，2014.浆膜腔积液细胞病理学诊断.第2版.北京：人民军医出版社.

尿沉渣图谱.Sysmex公司.

王建中，2012.临床检验诊断学图谱.北京：人民卫生出版社.

王永才，2010.中国针吸脱落细胞病理诊断学多媒体图谱.北京：人民军医出版社.

熊立凡，2003.临床检验基础.北京：人民卫生出版社.

闫立志，2019.尿液有形成分图谱新解及病例分析.长沙：湖南科学技术出版社.

袁长巍，杨海英，刘敬平，等，2015.精液脱落细胞学在少、无精子症中的应用.中国性科学，24
（1）：8-10.

张时民，2008.实用尿液有形成分分析技术.北京：人民卫生出版社.

张云虎，2003.尿液沉渣实录彩色图谱.济南：山东科学技术出版社.

Briner VA, Reinhart WH, 1990. In vitro production of"glomerular red cells": role of pH and osmolality.
Nephron, 56(1):13-18.

Chu-Su Y, Shukuya K, Yokoyama T, et al, 2017. Enhancing the detection of dysmorphic red blood cells
and renal tubular epithelial cells with a modified urinalysis protocol.Sci Rep, 7:40521.

Deitel M, Thompson DA, Saldanha CF, et al., 1984. "Pink urine" in morbidly obese patients following
gastric partitioning. Can Med Assoc J, 130(8): 1007-1011.

Dunning K K, Wudhikarn K, Safo AO, et al., 2009. Adrenal extranodal NK/T-cell lymphoma diagnosed
by fine-needle aspiration and cerebrospinal fluid cytology and immunophenotyping: a case report.
Diagnostic Cytopathology, 37(9):686-695.

Farci F, Manassero F, Baldesi R, et al. , 2018. Primary small cell carcinoma of the ureter: Case report and
review of the literature. Medicine, 97(24):e11113.

Fogazzi GB, Garigali G, 2003. The clinical art and science of urine microscopy.Curr Opin Nephrol
Hypertens, 12(6): 625-632.

Hadi HI, Williamson JS, Bhowmick AK, 2014. Green urine in a postoperative patient. BMJ Case Rep,
Pii: bcr2014204986.

Kitamoto Y, Tomita M, Akamine M, et al., 1993. Differentiation of hematuria using a uniquely shaped red
cell.Nephron, 64(1):32-36.

Kitamoto Y, Yide C, Tomita M, et al., 1992. The mechanism of glomerular dysmorphic red cell formation in the kidney.Tohoku J Exp Med, 167(2):93-105.

Liu LR, Huang MY, Huang ST, 2013. Black urine after medicinal foot baths. BMJ Case Rep, Pii:bcr2013200771.

Luciano RL, Perazella MA, 2015. Crystalline-induced kidney disease: a case for urine microscopy. Clin Kidney J, 8(2):131-136.

Manna AK, Sarkar M, Bandyopadhyay U, et al., 2014. Cytological and morphometric study of urinary epithelial cells with histopathological correlation.Indian J Surg, 76(1):26-30.

Menkveld R, Wong WY, Lombard CJ, et al., 2001. Semen parameters, including WHO and strict criteria morphology, in a fertile and subfertile population: an effort towards standardization of in-vivo thresholds. Hum Reprod, 16(6):1165-1171.

Mikou P, Lenos M, Papaioannou D, et al., 2018. Evaluation of the Paris System in atypical urinary cytology. Cytopathology, 29(6):545-549.

Mohapatra MK, Behera AK, Karua PC, et al., 2016. Urinary bile casts in bile cast nephropathy secondary to severe falciparum malaria. Clin Kidney J, 9(4):644-648.

Mundt LA, Shanahan K, 2010. Graff's Textbook of Routine Urinalysis and Body Fluids. philadelphia: Lippincott Williams & Wilkins.

Nagahama D, Yoshiko K, Watanabe M et al., 2005. A useful new classification of dysmorphic urinary erythrocytes. Clin Exp Nephrol, 9(4): 304-309.

Nguyen GK, 2003. Urine cytology in renal glomerular disease and value of G1 cell in the diagnosis of glomerular bleeding.Diagn Cytopathol, 29(2): 67-73.

Perazella MA, 2015. The urine sediment as a biomarker of kidney disease.Am J Kidney Dis, 66 (5): 748-755.

Pollock C, Liu PL, Györy AZ, et al., 1989. Dysmorphism of urinary red blood cells——value in diagnosis.Kidney Int, 36(6):1045-1049.

Poloni JA, Rotta LN, Voegeli CF, et al., 2013. Cryptococcus within a urinary cast.Kidney Int, 84(1):218.

Renas, Huanga Y, Shahb P, et al., 2012. Metastatic squamous cell carcinoma in cerebrospinal fluid:why a rare diagnosis on cytology. Acta Cytologica, 56(2):209-213.

Rohen JW, Yokochi C, Lütjen-Drecoll E, 2015. Anatomy: A Photographic Atlas. 8th ed. Amsterdam: Wolters Kluwer.

Shih CJ, Chen YT, Ou SM, et al., 2014. Urinary calculi and risk of cancer: a nationwide population-based study. Medicine (Baltimore), 93(29):e342.

Strasinger SK, Lorenzo MSD, 2008. Urinalysis and Body Fluids. 5th ed. Philadelphia:F.A.Davis Company.

Utsumi K, Mitsuhashi F, Katsura K,et al., 2010. "Maltese crosses" in fabry disease. J Nippon Med Sch, 77(6):284.

Vallejo-Manzur F, Mireles-Cabodevila E, Varon J, 2005. Purple urine bag syndrome. Am J Emerg Med,

23:521-524.

Verdesca S, Brambilla C, Garigali G, et al., 2007. How a skillful and motivated urinary sediment examination can save the kidneys. Nephrol Dial Transplant, 22(6): 1778-1781.

World Health Organization, Department of Reproductive Health and Research. 2010. WHO laboratory manual for the Examination and processing of human semen（FIFTH EDITION）.

www.argosymedical.com

www.webpathology.com